Holistic Dental Care

# 世界一やさしい
# むし歯の教科書

## なぜ"むし歯"になるのか？

マツオ歯科クリニック院長

### 松尾晋吾
MATSUO, Shingo

**[ 注意事項 ] 本書をお読みになる前に**

●本書は著者が独自に調査した結果に基づき出版したものです。

●本書の内容には正確を期するよう万全の努力を払いましたが、記述内容に誤り、誤植がありましても、その責任は負いかねますのでご了承ください。

●本書を使用して生じた一切の損傷、負傷、そのほかのすべての問題における責任を、著者、制作関係者ならびに出版社は負いかねますので重ねてご了承ください。

ホリスティックライブラリー出版

## はじめに

### はちみつは万病を治すはずなのに、
### なぜむし歯ができるといわれてしまうのか？

　本書はこういう疑問を持っている人に、まずは読んでいただきたい本です。

　砂糖をたくさん摂っていてもむし歯にならない人がいる一方、砂糖や甘いものに気をつけているのにむし歯ができてしまう人がいます。

　現在のむし歯の原因に対する考え方は、完全にむし歯菌を主役においたものです。ですから、むし歯になると「砂糖の摂りすぎ」とか「歯磨きの怠慢」という程度の原因論に終わってしまい、その人の健康状態がむし歯を起こしてしまうような状態であるかどうかということは、まったくといっていいほど無視されてしまいます。

　本書は、「細胞がエネルギーを得るしくみ」から「どのような状況のときにむし歯ができるのか」までを解き明かしました。むし歯菌は、私たちの細胞が健康でなくなった結果として私たちの体（歯）に侵入してくるものであり、あくまでもわき役にすぎません。

　健康でいるのも病気になるのも、私たちの体を構成する細胞の状態次第なのです。細胞を健全な状態に保つキーになるのが、「糖（蜜）とミトコンドリアという細胞の中のエネルギー産生装置」です。

## 神様からの恵みである"蜜（糖）"

　今、イスラエルとパレスチナを中心に中東情勢が厳しい状況となっています。このイスラエルとパレスチナ自治区周辺地域は、古代のころ"カナン"と呼ばれていました。この地名で有名な言葉に「約束の地カナン」があります。これは旧約聖書で、神様がイスラエルの民に与えたという約束の地のことです。

　中東地域のほとんどが厳しい気候条件下にある中で、カナンの地は神様の恵みともいうべきとても豊かで貴重な土地です。この豊沃な土地、神様が約束してくれた土地のことを旧約聖書では「乳と蜜の流れる地カナン」と称しています。

　**乳と蜜は、神様が与えてくれた恵みと豊かさの象徴**だったのです。

　蜜といえば砂糖を思い浮かべるかもしれませんが、古代においては"はちみつ"でした。「**古代エジプトの太陽神ラーの涙が地上に落ちてミツバチになった**」という神話があります。古代エジプトの地域のひとつである下エジプトでは、王権を表すシンボルに"はちみつをつくるミツバチ"が使われていました。**イエスキリストが死から復活した折に食べたものは、はちみつと焼き魚でした**（新約聖書「ルカによる福音書」の日本語訳では、なぜか焼き魚のみの記載になっている）。

　「**はちみつの歴史は人類の歴史**」ということわざがありますが、1万年前の人類はすでに"採蜜"をしていて、はちみつを食用だけでなく医療にも広く使っていました。

## はじめに

　こんなふうに、ミツバチやはちみつのことを調べるとさまざまなエピソードが出てきます。

　"糖質制限"などと謳い、蜜（糖）を敬遠しがちな私たち一般人の認識とは違って、世界の王族・貴族・大資本家などのエリートたちは、実際のところその蜜の重要性をとてもよく知っています。

　フランスの英雄ナポレオンの戴冠式で着ていたローブには、たくさんのミツバチが描かれていたのは有名な話です。

　近年では、エリザベス女王が崩御された際、イギリス王室の養蜂家たちが、ミツバチたちに主が亡くなった報告をするという儀式が報じられていました。この報告を怠ると、ミツバチたちは死滅してしまうといわれているそうです。それほどミツバチやはちみつとは、密接な間柄なのです。

　エリートたちは、昔から病気を治す薬として蜜を用いていました。体の治癒力を高める食品であることはしっかりとわかっていたはずですが、下々には教えたくなかったのです。

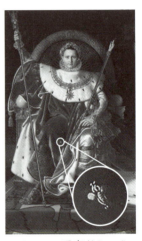

フランスの画家ドミニク・アングルが描いたナポレオンⅠ世の戴冠式の肖像画の衣装には、たくさんのミツバチが描かれている
出典 ウィキメディア・コモンズ(Wikimedia Commons)

**自分自信で"代謝"を基礎から学ぶと、バイアスのかかった一般健康情報とは違って、カルシウムを含む乳はもちろんのこと、蜜（糖）は歯を強くするのに絶対に欠かせない**

食品であることがわかってきます。

## 「人は自然から遠ざかるほど病気に近づく」

　それまで病気は迷信めいたものから起こると信じ込まれていたものを、医学として科学的なものに発展させたのが、医学の父と称される古代ギリシアの医師ヒポクラテスです。ヒポクラテスは病気の治療にはちみつを使っていました。

　そのヒポクラテスの言葉が「**人は自然から遠ざかるほど病気に近づく**」です。つまり、大自然の法則にのっとって、その循環の中で生きていれば健康で、法則から外れると病気に近づくということです。

　私たちは、自然の大きな循環の中で生かされています。植物が、宇宙エネルギー（太陽光）と二酸化炭素、そして水から、蜜（糖）と酸素を産み出します。私たちは、この蜜と酸素からエネルギーを取り出して、二酸化炭素と水にして植物に返します。この自然の大きな循環から外れることで、人は病気へと近づいていくのです。

　現代の一般市民が目にする情報は、「蜜（糖）と乳（乳製品）は健康を害する」と吹聴するものばかりです。特に、蜜（糖）に関しては"糖悪玉説"や"砂糖中毒説"など、ひどいものです。

　蜜の素晴らしい働きは伏せられ、悪玉とするのに一役買ってしまっているのが歯科医学です。

　歯医者の説明で、むし歯の原因について「むし歯菌と蜜（糖）がむし歯をつくっている」と脳に刷り込まれてきま

はじめに

## はじめに

した。私たちの脳は、ある意味ハッキング（思考の乗っ取り）をされていたのです。

まずは、本書をお読みいただく前に、はちみつや黒糖、砂糖、果物といった良質な糖を食べて、脳に十分な栄養補給をして、脳がハッキングされた状態から解放しやすくしましょう。

そして、刷り込まれた常識をいったん横に置いて、むし歯がどうしてできるのかを自然の摂理（糖のエネルギー代謝）から考えていきましょう。むし歯を通して、現代人はどうしてこんなに病気が多いのか？ といった根本的な原因がわかるまで何度も読み返してください。それは、つまり病気や不調の根本治療の方法がわかるということです。

根本原因が何だったのかがわかれば、何を食べていくべきかを自身で判断していけるようになるはずです。もう、巷の健康情報に依存する必要はありません。

蜜（糖）をしっかり摂って、あなた本来の能力を発揮していきましょう。一人ひとりの糖のエネルギー代謝をあげることが、この厳しい時代を素晴らしい時代に変える、最善の手段となります。そして、本来の健全な糖のエネルギー代謝状態を得たうえで健康な歯を維持することが、あなたの幸せなクオリティ・オブ・ライフを約束してくれるはずです。

松尾晋吾

# Contents

はじめに …………………………………………………………… 2

- はちみつは万病を治すはずなのに、なぜむし歯ができるといわれてしまうのか？
- 神様からの恵みである"蜜（糖）"
- 「人は自然から遠ざかるほど病気に近づく」

## 1時限目 "砂糖でむし歯になる"というウソ！

### 01 砂糖を食べるとむし歯になるのか？ …………………… 16

- 砂糖が直接むし歯をつくることはない
- むし歯菌のおしっこが歯を溶かす

### 02 むし歯ができるしくみ …………………………………… 19

- むし歯になった歯では何が起きているのか？
- むし歯ができていく過程は、鍾乳洞ができていく過程と同じ
- 現代歯科学のむし歯のキーポイントは「ミュータンス菌がつくりあげるプラーク」にある
- むし歯菌は体の細胞が健康なら悪さはしない
- 唾液の力があなたの歯をむし歯からから守る❶ 〜酸を中和する力〜
- 唾液の力があなたの歯をむし歯からから守る❷ 〜再石灰化させる力〜

### 03 "生態学的プラーク説"を紐解く …………………… 27

- 「むし歯は感染症ではない」という学説の登場
- 赤ちゃんへの口移しは、むし歯の原因となるのか？

### 04 歯科の世界は"糖質制限"の信仰に染まっている …… 33

- 菌の生活環境に目が向きはじめた
- 「敵をやっつける発想」から抜け出せない
- 原因がわかっていてもむし歯を撲滅できない理由

### 05 歯の構造と皮膚の構造を比べてみる …………………… 35

- エナメル質に比べて象牙質は圧倒的に酸（乳酸）で溶けやすい
- 歯の構造と皮膚の構造を比較してみる

- エナメル質と象牙質とでは溶け方が大きく違う
- エナメル質が溶けるしくみ
- 象牙質が溶けるしくみ

## 06 象牙質の再石灰化はコラーゲン次第 ……………… 41
- 象牙質のむし歯も再石灰化で復活できる

## 07 歯医者はむし歯を見つけたらすぐに削り取る
### ～歯医者で虫歯治療すると穴が大きくなる？～ ………… 43
- むし歯の治療の原則と実際の流れ
- 歯医者でむし歯治療すると穴が大きくなる？
- むし歯が大きく削られてしまうのはなぜか？

## 08 むし歯の自然治癒 …………………………………… 48
- むし歯は歯医者で削らないと治らない？

## 09 むし歯はなぜ撲滅できないのか ………………………… 50
- 現代歯科学の考え方ではむし歯がなくなることはない

# 2 時限目　むし歯の歴史を紐解く

## 01 紀元前 3000 年ごろの古代
### ～原因は " 虫 " ～ ………………………………… 54
- むし歯は歯の中に潜む " 歯虫 " が引き起こす？

## 02 古代ギリシア医学の時代 " 自然科学の発展 "
### ～神話から科学へ、視点の大きな転換～ ………… 55
- 古代ギリシアでは、むし歯は体液の性質によるものと考えられた
- ヒポクラテスやアリストテレスが考えた " むし歯の原因 "

## 03 17 世紀の科学革命から 18 世紀にかけての発展
### ～宿主説から病原体仮説へ～ ……………………… 58
- 顕微鏡の発明で科学は進み、歯科学は後退した

## Column むし歯の歴史の流れ ……………………… 60

## 04 19 世紀、現代の歯科学の基礎
### " 化学細菌説 " が登場 ……………………………… 61
- 化学細菌説から砂糖は悪者にされた

**05** 科学革命によって"歯虫の神話"が

微生物として復活 ……………………………… 63

- 現代人は、むし歯を通して幼いころから
微生物と砂糖に対する恐怖を植えつけられている

**06** 現代版"歯虫伝説"に異を唱えた科学者 ……………… 66

- アルバート・シャッツの"タンパク質分解キレート理論"
- すべては巨大マーケットに巻かれていく

## 補講1回目　細胞はどのようにエネルギーを つくっているのか？

**01** 細胞も電気のエネルギーで働く ……………………… 70

- 私たちの日常生活と同じで、細胞もむし歯菌も
電気エネルギーがなければ生きていけない

**02** 発酵とミトコンドリア

~細胞が持つ2つの発電システム~ ……………………… 73

- 細胞がもともと持っている発電装置は、
酸素が不要な"発酵"装置
- ミトコンドリアは発酵の約17倍の電気エネルギーを
つくり出すことができる

Column むし歯の話に赤血球が関わってくる理由 ………… 76

**03** 発電された電気エネルギーはバッテリーに蓄えられる

~バッテリー = ATP というしくみ~ ……………………… 77

- 細胞はどうやって電気エネルギーを使うのか？
- 細胞の電気エネルギーが蓄えられるしくみ
- 発電システムと充電方法についてのまとめ

**04** 特殊な細胞"赤血球" ………………………………… 82

- ミトコンドリアが呼吸によって行う発電は
超クリーンな完全燃焼
- 人が呼吸をするのはミトコンドリアのため
- 赤血球はほかの細胞のために呼吸をしなくなった
- 赤血球は常にゴミ（乳酸）を生む

**05** むし歯菌も赤血球も同じように乳酸を出す ………… 87

- むし歯菌も赤血球も同じように糖を発酵させて
乳酸を出している

## 3 時限目　歯の中は、見事な小社会を形成している

**01 歯髄のしくみ** ………………………………………… 90
- むし歯は"歯髄"を含めた歯全体、体全体で見る
- 歯髄は小社会を形成している特殊な場所
- 歯髄はほぼ閉鎖空間になっている
- 歯髄の中には高酸素エリアと低酸素エリアがある
- 歯髄の中の主役は、象牙芽細胞と歯髄幹細胞

**02 象牙芽細胞のしくみ** …………………………………… 97
- 象牙芽細胞が歯を守る
- 象牙芽細胞が死ぬと象牙質はとても脆くなる

**03 歯髄におけるもうひとりの主役、赤ちゃん細胞**

**〜赤ちゃん細胞＝歯髄幹細胞〜** ……………………… 102
- 幹細胞はいろいろな臓器の細胞に分化できる
- "歯髄バンク"という試み

**04 歯髄の中で「赤ちゃん細胞のままでいる」ために**

**必要なこと** …………………………………………… 105
- ミトコンドリアがエネルギーの産生をはじめると
  幹細胞は成熟する
- 常に酸欠状態の歯髄の中心部は歯髄幹細胞にとって
  "ゆりかご"

**05 赤ちゃん細胞は常に糖を発酵させて燃えカスを出している**

**〜燃えカス＝乳酸〜** ………………………………… 109
- 赤ちゃん細胞が出す"おしっこ"を上手にリサイクル
- 大人細胞と赤ちゃん細胞が上手に共存し
  "持続可能な社会"を維持している


## 補講 2 回目　ミトコンドリアは酸素が命

**01 ミトコンドリアは 2 つの装置を持っている**

**〜 TCA 回路と電子伝達系〜** ………………………… 114
- ミトコンドリアが持つ 2 つの装置
- TCA 回路と電子伝達系のしくみ

**02 ミトコンドリアで使った電気は酸素が最終処理する** 117
- 酸素は電気の後始末に使われる

**03** 酸素が不足すると電子伝達系で電気があふれ出して
漏電する …………………………………………… 120
- 電気の漏電は活性酸素を生む
- 活性酸素で最も怖いのがヒドロキシラジカル

**04** 怖い酸化の真実 ……………………………………… 123
- 最も酸化されやすい物質が"プーファ"
- 酸化が悪なのではなく"酸化ストレス"が問題

**05** 代替エネルギー源としての脂肪とタンパク質 ……… 129
- ミトコンドリアには2つの機能障害がある
- 糖の代替エネルギー源となる脂肪とタンパク質
- 代替エネルギーである脂肪とタンパク質は
  ミトコンドリアが機能していないと使えない
- エネルギー供給源が"糖の発酵"だけになると
  たくさんの乳酸のおしっこが細胞から排泄される

## 補講3回目 "乳酸"がさらなる乳酸の蓄積を呼ぶ、細胞のしくみ

**01** 乳酸を蓄積させないための処理システム …………… 134
- 細胞が乳酸で死滅しないしくみ

**02** 乳酸によって細胞内がアルカリ化すると
困ったことになる …………………………………… 137
- 細胞内がアルカリ化すると活性酸素が
  大量かつ無秩序に発生してしまう
- ミトコンドリアの活動を強制的に抑え込む
  HIF（低酸素誘導因子）
- 乳酸が大量に発生するとHIFがさらに活性化する

**03** HIFは細胞がストレス環境に対応するための物質 … 142
- HIFによって細胞は"乳酸菌化"し、生き残ることを優先する
- HIFは細胞がストレスにさらされると即時に活性化する

**Column** ストレスが虫歯の原因になる …………………… 146

## 4 時限目　むし歯の真犯人は誰か？

**01 糖のエネルギー代謝から"むし歯"を考えてみる** … 148
- むし歯は、歯が内部から崩壊していく現象

**02 乳酸の処理の失敗** ……………………………… 150
- ［復習］歯髄内における健全な状態
- 象牙芽細胞のミトコンドリアが糖を完全燃焼できないときに、乳酸の処理に失敗する
- 象牙芽細胞が健全な状態と不健全な状態とで乳酸の処理のされ方が違う

**03 HIF（低酸素誘導因子）は象牙芽細胞を歯虫に変える** … 158
- 過剰な活性酸素が HIF を活性化

**04 リーキーデンティン　象牙細管のバリア崩壊** …………… 161
- エネルギー不足になると象牙細管の栓がゆるむ
- 乳酸は象牙質の石灰化の足場も崩壊へと導く
- 象牙細管の漏れを起こした象牙質"リーキーデンティン"

**05 歯髄内の細胞の生活環境が悪化すると"歯虫"を生む** 167
- 歯を溶かす"歯虫"の正体とは？

## 5 時限目　むし歯は、こうしてできていく

**01 歯髄がむし歯をつくるしくみ**
**〜象牙芽細胞の低酸素状態が引き金になる〜** ………… 170
- 歯髄の中で象牙芽細胞が低酸素になりやすい場所はどこか？
- 歯のどの部分がむし歯になるかは、どうして決まる？

**02 ❶歯髄の天井の中央部が歯虫化した場合** …………… 172
- 歯髄の天井の中央部の象牙芽細胞が歯虫化する流れ
- エナメル質は強固な結晶の集まり
- 歯の溝の深さや形も人それぞれ
- むし歯を拡大させる要因としての菌
- エナメル質が崩壊したときに、
  はじめて「むし歯ができた」と気づく

**03 ❷歯髄の天井の角（髄角）が歯虫化した場合** ………… 181
- 髄角のエリアでは、象牙細管が走行する方向によって
  むし歯ができる箇所が異なる

- 奥歯のエナメル質が1番厚いところからむし歯になる
  酸蝕症の正体
- 古代の人はむし歯ができにくかった

**04 露出した象牙質は乳酸とコラゲナーゼに侵される …** 188
- [ 根面う蝕 ] 乳酸とコラゲナーゼは外からも攻めてくる
- [ くさび状欠損 ] 歯みがきで歯が崩れていく

**05 唾液が歯を守る** ………………………………… 193
- 唾液が潤滑ならホワイトスポットはできない

**06 むし歯の原因はミトコンドリアにおける糖の利用障害** 195
- むし歯も病気も、微生物のような " 病原体 " が原因ではない
- 偉人たちは最期に真実を語る
- これからの歯科の役割を考える

## 6時限目　象牙芽細胞を " 虫 " に変えるのは何なのか？

**01 歯髄は乳酸処理が命** ………………………………… 200
- 象牙芽細胞はリスクを負っても乳酸を出す幹細胞と同居し
  なければならない
- 問題は歯髄幹細胞が出す " 乳酸 "

**02 糖質制限と低酸素状態**

**～キーポイントは乳酸～** ………………………… 202
- ピルビン酸がミトコンドリアに行くか乳酸になるかが
  病気（むし歯）の分かれ道
- ピルビン酸の行方が、歯の健康を左右する
- ミトコンドリアがピルビン酸を取り込めない状況に
  陥るケース

**03 歯髄を歯虫化させる本当の犯人たち** ………………… 212
- **歯虫化させる代表選手❶** プーファ＋アルデヒド
  （プーファが酸化されてできる）
- **歯虫化させる代表選手❷** エストロゲン（女性ホルモン）
- **歯虫化させる代表選手❸** 乳酸
- **歯虫化させる代表選手❹** 噛みしめ
- **歯虫化させる代表選手❺** スパイクタンパク質

**04 コラーゲン分解酵素**

**～準主役のコラゲナーゼ～** ……………………… 221
- コラゲナーゼ（コラーゲン分解酵素）は象牙質を溶かす
- コラーゲンの老化

**05** "ゴミ処理"の失敗でむし歯になる ………………… 223
- むし歯は、乳酸というゴミ処理の失敗で起こる
- 甘いものをたくさん食べるのが問題なのではない
- 砂糖やハチミツなど良質の糖を摂り出すと
  むし歯になることがある
- 現代医学は対処療法にすぎない

## 補講4回目　糖質制限でなぜ細胞は低酸素になるのか？

**01** 二酸化炭素によって、細胞は酸素に満たされる …… 230
- 糖質制限が低酸素状態を生み、象牙芽細胞を
  死滅させていく

Column はちみつで体調が回復してきたのに、
　　　　むし歯ができた ………………………………… 236

## LHR（ロングホームルーム）　蜂蜜療法による症例紹介

**01** 溶けていた子どもの歯槽骨が神経を取らずに再生！　238
- 症例のおおよその概要
- お母さんからいただいたこれまでの記録
- お子さんの生育歴
- 一般的な健康保険を使った治療では
  歯は削り取られていくだけ

**02** 症例から学ぶ糖代謝と歯の関係 ……………………… 251
- 体が糖を腐敗（発酵）させるからむし歯や病気になる
- もうひとつ、とても重大な問題。
  超急速な"歯髄の老化"〜脂肪変性〜
- むし歯ができやすい人の傾向

おわりに ……………………………………………………… 259
- 蜜（糖）は、神様（大自然）が与えてくれた最高の恵み
- 不都合な真実
- 蜜（糖）がむし歯をつくるという信仰

参考・引用文献 ………………………………………… 264

**05** "ゴミ処理"の失敗でむし歯になる ...... 223
- むし歯は、乳酸というゴミ処理の失敗で起こる
- 甘いものをたくさん食べるのが問題なのではない
- 砂糖やハチミツなど良質の糖を摂り出すと
  むし歯になることがある
- 現代医学は対処療法にすぎない

## 補講4回目　糖質制限でなぜ細胞は低酸素になるのか？

**01** 二酸化炭素によって、細胞は酸素に満たされる ...... 230
- 糖質制限が低酸素状態を生み、象牙芽細胞を
  死滅させていく

**Column** はちみつで体調が回復してきたのに、
むし歯ができた ...... 236

## LHR（ロングホームルーム）　蜂蜜療法による症例紹介

**01** 溶けていた子どもの歯槽骨が神経を取らずに再生！ 238
- 症例のおおよその概要
- お母さんからいただいたこれまでの記録
- お子さんの生育歴
- 一般的な健康保険を使った治療では
  歯は削り取られていくだけ

**02** 症例から学ぶ糖代謝と歯の関係 ...... 251
- 体が糖を腐敗（発酵）させるからむし歯や病気になる
- もうひとつ、とても重大な問題。
  超急速な"歯髄の老化"〜脂肪変性〜
- むし歯ができやすい人の傾向

**おわりに** ...... 259
- 蜜（糖）は、神様（大自然）が与えてくれた最高の恵み
- 不都合な真実
- 蜜（糖）がむし歯をつくるという信仰

**参考・引用文献** ...... 264

- 奥歯のエナメル質が1番厚いところからむし歯になる
  酸蝕症の正体
- 古代の人はむし歯ができにくかった

**04** 露出した象牙質は乳酸とコラゲナーゼに侵される … 188
- ［根面う蝕］乳酸とコラゲナーゼは外からも攻めてくる
- ［くさび状欠損］歯みがきで歯が崩れていく

**05** 唾液が歯を守る ……………………………………… 193
- 唾液が潤滑ならホワイトスポットはできない

**06** むし歯の原因はミトコンドリアにおける糖の利用障害 195
- むし歯も病気も、微生物のような"病原体"が原因ではない
- 偉人たちは最期に真実を語る
- これからの歯科の役割を考える

## 6時限目　象牙芽細胞を"虫"に変えるのは何なのか？

**01** 歯髄は乳酸処理が命 …………………………… 200
- 象牙芽細胞はリスクを負っても乳酸を出す幹細胞と同居し
  なければならない
- 問題は歯髄幹細胞が出す"乳酸"

**02** 糖質制限と低酸素状態
　〜キーポイントは乳酸〜 ……………………… 202
- ピルビン酸がミトコンドリアに行くか乳酸になるかが
  病気（むし歯）の分かれ道
- ピルビン酸の行方が、歯の健康を左右する
- ミトコンドリアがピルビン酸を取り込めない状況に
  陥るケース

**03** 歯髄を歯虫化させる本当の犯人たち ………………… 212
- 歯虫化させる代表選手❶ プーファ＋アルデヒド
  （プーファが酸化されてできる）
- 歯虫化させる代表選手❷ エストロゲン（女性ホルモン）
- 歯虫化させる代表選手❸ 乳酸
- 歯虫化させる代表選手❹ 噛みしめ
- 歯虫化させる代表選手❺ スパイクタンパク質

**04** コラーゲン分解酵素
　〜準主役のコラゲナーゼ〜 ……………………… 221
- コラゲナーゼ（コラーゲン分解酵素）は象牙質を溶かす
- コラーゲンの老化

## 4 時限目　むし歯の真犯人は誰か？

**01** 糖のエネルギー代謝から " むし歯 " を考えてみる … 148
- むし歯は、歯が内部から崩壊していく現象

**02** 乳酸の処理の失敗 ………………………………… 150
- ［復習］歯髄内における健全な状態
- 象牙芽細胞のミトコンドリアが糖を完全燃焼できないときに、乳酸の処理に失敗する
- 象牙芽細胞が健全な状態と不健全な状態とで乳酸の処理のされ方が違う

**03** HIF（低酸素誘導因子）は象牙芽細胞を歯虫に変える … 158
- 過剰な活性酸素が HIF を活性化

**04** リーキーデンティン　象牙細管のバリア崩壊 …………… 161
- エネルギー不足になると象牙細管の栓がゆるむ
- 乳酸は象牙質の石灰化の足場も破壊へと導く
- 象牙細管の漏れを起こした象牙質 " リーキーデンティン "

**05** 歯髄内の細胞の生活環境が悪化すると " 歯虫 " を生む 167
- 歯を溶かす " 歯虫 " の正体とは？

## 5 時限目　むし歯は、こうしてできていく

**01** 歯髄がむし歯をつくるしくみ

　～象牙芽細胞の低酸素状態が引き金になる～ ………… 170
- 歯髄の中で象牙芽細胞が低酸素になりやすい場所はどこか？
- 歯のどの部分がむし歯になるかは、どうして決まる？

**02** ❶歯髄の天井の中央部が歯虫化した場合 …………… 172
- 歯髄の天井の中央部の象牙芽細胞が歯虫化する流れ
- エナメル質は強固な結晶の集まり
- 歯の溝の深さや形も人それぞれ
- むし歯を拡大させる要因としての菌
- エナメル質が崩壊したときに、
　はじめて「むし歯ができた」と気づく

**03** ❷歯髄の天井の角（髄角）が歯虫化した場合 ………… 181
- 髄角のエリアでは、象牙細管が走行する方向によって
　むし歯ができる箇所が異なる

**03** 酸素が不足すると電子伝達系で電気があふれ出して
漏電する ……………………………………… 120
- 電気の漏電は活性酸素を生む
- 活性酸素で最も怖いのがヒドロキシラジカル

**04** 怖い酸化の真実 ……………………………… 123
- 最も酸化されやすい物質が"プーファ"
- 酸化が悪なのではなく"酸化ストレス"が問題

**05** 代替エネルギー源としての脂肪とタンパク質 ……… 129
- ミトコンドリアには2つの機能障害がある
- 糖の代替エネルギー源となる脂肪とタンパク質
- 代替エネルギーである脂肪とタンパク質は
  ミトコンドリアが機能していないと使えない
- エネルギー供給源が"糖の発酵"だけになると
  たくさんの乳酸のおしっこが細胞から排泄される

## 補講3回目 "乳酸"がさらなる乳酸の蓄積を呼ぶ、細胞のしくみ

**01** 乳酸を蓄積させないための処理システム …………… 134
- 細胞が乳酸で死滅しないしくみ

**02** 乳酸によって細胞内がアルカリ化すると
困ったことになる ……………………………… 137
- 細胞内がアルカリ化すると活性酸素が
  大量かつ無秩序に発生してしまう
- ミトコンドリアの活動を強制的に抑え込む
  HIF（低酸素誘導因子）
- 乳酸が大量に発生するとHIFがさらに活性化する

**03** HIFは細胞がストレス環境に対応するための物質 … 142
- HIFによって細胞は"乳酸菌化"し、生き残ることを優先する
- HIFは細胞がストレスにさらされると即時に活性化する

**Column** ストレスが虫歯の原因になる ………………… 146

# 1

時限目

# "砂糖でむし歯になる"というウソ！

1時限目では、次のことを学びます。
むし歯の基礎として、現代の歯科学ではむし歯はどのように
できると考えられているのか、歯の構造がどうなっているの
かをまずは理解していきましょう。

❶むし歯菌が糖（砂糖）を食べて酸（主に乳酸＝菌のおしっ
こ）を排泄する

❷❶の酸は歯を溶かす力があるが、唾液などできれいに除
去されているのでむし歯はできない

❸砂糖を食べることで、むし歯になるわけではない

❹次の2つの条件を同時に満たさないとむし歯はできない

　Ⓐむし歯菌の塊（菌の住処）が、歯に長期間こびりついた
　ままの状態になっている

　Ⓑその菌の塊の内部が長期間にわたり酸であふれた状態
　（強い酸性）になっている

1時限目

# 01 砂糖を食べると　むし歯になるのか？

**砂糖が直接むし歯をつくることはない**

　一般の人に、「むし歯の原因はなんだと思いますか？」と尋ねると、ほぼ全員が"砂糖"と答えてくれます。

　むし歯ができて歯医者に行くと、「砂糖がむし歯をつくるから、砂糖を摂ってはいけません」と言われることでしょう。

　では、"砂糖"が直接"むし歯"をつくっているのでしょうか？　間違ってもそんなことはありません。むし歯の原因をわかりやすく描くと、次図のようになります。

◻ **むし歯には必ず"菌"が絡む**

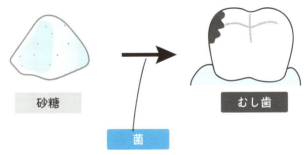

ここに"菌"が絡んでくる

　むし歯は砂糖が原因なのではなく、そこに"菌"が絡むことでむし歯になると考えられています。

むし歯に関係する菌を"むし歯菌"と表現しますが、このむし歯菌がどのように絡んでくるのでしょうか？　次項で詳しく見ていきましょう。

## むし歯菌のおしっこが歯を溶かす

　微生物が砂糖など炭水化物（有機物）を分解して、別の物質に変化（代謝）させる過程でエネルギーを得ることを"発酵"といいます。

　むし歯菌は発酵させる類の微生物なので、糖（砂糖）を食べて自らの酵素で分解（代謝）し、発酵という形で生きるためのエネルギーをつくっています。

　人が、食べたり飲んだりしたものをうんちやおしっことして排泄するように、菌もおしっこを排出します。**むし歯菌といわれる菌のおしっこは、主に乳酸などの酸からできています。**このむし歯菌が糖を発酵させてエネルギーを得たあとの"むし歯菌のおしっこ"である乳酸が、歯のカルシウムを溶かしてむし歯をつくっていると考えられています（次頁図）。

　歯はカルシウムでできているので、酸で溶けます。これは、小骨の多い小魚をお酢で締めて数日間置いておくと、お酢（酸）で骨（カルシウム）が溶けてコラーゲンなどのタンパク質が残り、やわらかくなるのと同じです。むし歯はいわば、お酢の代わりに乳酸という酸を使って、歯を部分的に「お酢締め」ならぬ「乳酸締め」したようなものともいえます。**お酢の代わりの酸である乳酸はどこから来るかというと、むし歯菌が糖を食べたあとの排泄物である乳**

1時限目　砂糖を食べるとむし歯になるのか？

1時限目

酸のおしっこだと、現代歯科では考えられています。

□ **むし歯菌からむし歯ができるしくみ**

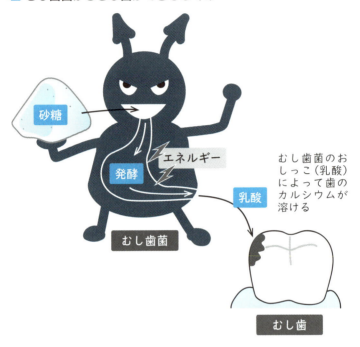

　この先、本書を読み進めるうえで次の3つのキーワードがとても重要になるので、よく覚えておいてください。

　　　砂糖 を 発酵 させて 乳酸 を出して歯を溶かす

# むし歯ができるしくみ

1時限目 02

## むし歯になった歯では何が起きているのか？

前項で、「むし歯の原因は、むし歯菌のおしっこ」という話をしました。では、そのおしっこからむし歯になるまでに何が起きているのか、流れをまとめると次のようになります。

□ むし歯になる流れ

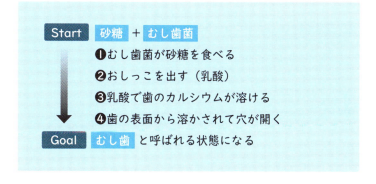

通常むし歯菌のおしっこは唾液ですぐに洗い流されてしまうので、上記のような流れでむし歯になることはありません。ただし、次々項でお話しする「むし歯菌が住むことのできる"プラーク"という名の住処」ができてしまうと別です。

1時限目

# むし歯ができていく過程は、鍾乳洞ができていく過程と同じ

　鍾乳洞の成り立ちを見てみると、石灰岩（炭酸カルシウム）のカルシウムが雨水などで溶かされてできていきます。雨水は空気中の二酸化炭素が溶けているので、弱酸性の状態にあります。雨水が浸透していくことで、時間をかけて石灰岩の岩に大きな穴が開き、鍾乳洞になります（次図）。

□ **鍾乳洞ができるしくみ**

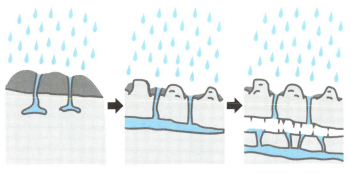

空気中や土壌の二酸化炭素が溶け込んだ雨は弱酸性となり、石灰岩を溶かしていく

石灰岩の割れ目や断層に染み込んだ雨水によって溶かされたり削られたりして、地下に水路ができる

長い年月をかけて地下の水路が幾重にも重なり、一部は空洞となり、鍾乳洞ができていく

　歯のエナメル質は、リン酸カルシウムでできています。歯の場合は酸性の雨水ではなく、むし歯菌が排泄した酸性の物質（主に乳酸）によって、カルシウムが溶かされていくとされています。

むし歯もいきなり穴が開くのではなく、むし歯菌の出した乳酸でじわじわと表面から溶かされて、穴が開いていきます。

一見、むし歯のでき方と鍾乳洞は関係なさそうですが、5時限目02「❶歯髄の天井の中央部が歯虫化した場合：エナメル質が崩壊したときに、はじめて「むし歯ができた」と気づく」でお話ししますが、鍾乳洞のでき方とむし歯のでき方はとてもよく似ているのがわかります。

## 現代歯科学のむし歯のキーポイントは「ミュータンス菌がつくりあげるプラーク」にある

歯磨き粉やマウスウォッシュのコマーシャルを見ていると、"ミュータンス菌"という名前がよく出てきます。このミュータンス菌（正確には、ストレプトコッカス・ミュータンス）という菌は、誰の口の中にもいる常在菌で、むし歯菌の代表みたいなものです。ミュータンス菌は、赤ちゃんのときに歯が生えてくるタイミングで、口移しや食器の共有により親や周囲の大人たちからうつります。ミュータンス菌は、健康な状態では病気を起こす菌ではないので、人と共生する無害な菌です。

では、常に人と共生していて無害なはずの常在菌が、どうしたらむし歯菌の代表選手になるのか見ていきましょう。

歯の表面はつるつるしているために、ほとんどの菌は歯にくっつくことができません。そこでミュータンス菌は、砂糖を材料にして歯にくっつくネバネバ物質（不溶性グル

1時限目　砂糖を食べるとむし歯になるのか？

1時限目

カン）をつくります。このネバネバ物質を足場にして、歯にくっつくわけです。

　話は少し変わりますが、歯磨きはなんのためにするのかご存知ですか？

　歯磨きには次の2つの大きな目的があります。

❶食べかすをきれいに取り除く
❷ネバネバ物質を歯からかき落とす

　❶も大事ですが、実は❷のネバネバ物質を、ブラシの先できれいに歯からかき落として、歯に菌がくっつかないようにすることがとても大事な役目になります。

　このネバネバ物質を下地にして菌が集まって集団となり、生活する集落をつくります。この菌の集落のことを"プラーク"といいます。この集落を守るために、菌は"バイオフィルム"というバリアをつくります（次頁図）。

　プラークにはさまざまな菌が住みつき、乳酸のおしっこを出す菌も増えていきます。乳酸が常に産生され続けると、プラークの中には乳酸のおしっこが溜まっていきます。その溜まったおしっこで、プラークがくっついている部分の歯のカルシウムを溶かしてしまうのです。おしっこが溜まっている状態がずっと続くと、カルシウムがどんどん溶けてむし歯になっていきます。

　ちなみに、ミュータンス菌がネバネバ物質を出さないと、そのほかの乳酸菌などのむし歯菌は歯にくっつくことができず、歯の表面にむし歯菌たちの住処をつくれないので、

## ☐ むし歯菌（ミュータンス菌）によってむし歯ができる流れ

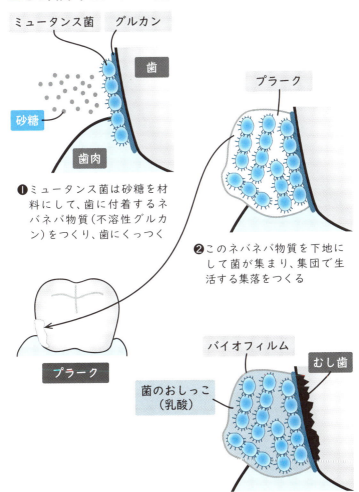

❶ミュータンス菌は砂糖を材料にして、歯に付着するネバネバ物質（不溶性グルカン）をつくり、歯にくっつく

❷このネバネバ物質を下地にして菌が集まり、集団で生活する集落をつくる

❸バイオフィルムで囲まれたプラークの中に、菌のおしっこが溜まり、プラークがくっついている部分の歯のカルシウムを溶かしてむし歯になっていく

1時限目　砂糖を食べるとむし歯になるのか？

1時限目

むし歯になることはありません。

「菌が歯にくっつくための物質をつくる」ということで、ミュータンス菌がむし歯菌の代表選手となっています。

## むし歯菌は体の細胞が健康なら悪さはしない

むし歯菌は歯を溶かす悪者ですから、口の中にいてほしくないと思ってしまいますが、実は、むし歯菌は感染すれば病気を起こす"病原菌"といわれる特別な菌ではありません。普通に誰の口の中にも存在していて、ともに暮らす（共生）友だちのような菌、"常在菌"です。

ここで大切なのは、常在菌と呼ばれるむし歯菌をはじめとした細菌たちは、私たちの体と共生していて、通常であれば私たちの体に害にはならないことです。体の細胞が健康な状態であれば、常在菌たちが悪さをすることはありません。

プラークの中に溜まったむし歯菌のおしっこ（酸）も、健康な体では唾液によって薄められ流されてしまいます。逆に唾液があまり出なければ、プラークの中がおしっこ（酸）だらけの状態になり、これが長時間続くことでエナメル質が溶けてむし歯になってしまいます（脱灰：次頁図）。

## 唾液の力があなたの歯をむし歯からから守る❶ 〜酸を中和する力〜

重要なことは、砂糖を摂取して、むし歯菌が乳酸を排泄しただけではむし歯はできないということです。唾液の力によって、「酸が歯のカルシウムを溶かす力」をいとも簡

◻ 歯が溶け出す"脱灰"とは

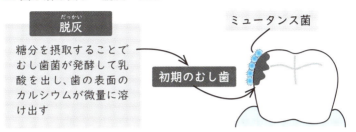

単に消すことができるからです（酸を中和する）。

多くの人の口の中では（歯科医師自身の口の中もそうですが）、歯ブラシですべての汚れを取りきれているわけではありません。自己流だと、かなり磨き残しがあって歯に汚れ（プラーク）がついたままです。そういう人が常に甘いものを摂っていたとしても、その多くの人がむし歯にはなりません。それは、主に唾液の力によるものです。

## 唾液の力があなたの歯をむし歯からから守る❷
～再石灰化させる力～

もうひとつの唾液の力が"再石灰化させる力"です。歯で1番固い鎧のような"エナメル質"は、破壊されなければ修復する能力を持っています。**鎧の形が残っていれば、多少、鎧の成分であるカルシウムが溶けても、もとに戻すことができます。これが"歯の再石灰化"です。**

車のタイヤをイメージしてみてください。タイヤの空気が少し抜けてしまっても、空気を入れればもとに戻って快適に走ることができます。しかし、空気が抜けた状態で走

1時限目

り続けると、タイヤの表面がひび割れてゴムがちぎれてバースト（破裂）してしまいます。エナメル質も同じです。多少カルシウムが溶けても（脱灰：前々項参照）、すぐにカルシウムを補充すればもとの状態に戻って快適に使うことができます（再石灰化：次図）。

◻ **歯が復活する"再石灰化"とは**

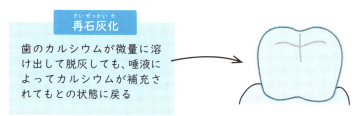

しかしどんどんカルシウムが抜けてしまうと、エナメル質の形が壊されて穴が開き、もとの状態には戻らなくなります。これが"むし歯"といわれる状態です。

**形が壊れずにカルシウム成分だけ溶け出した場合はもとに戻りますが（歯の自己治癒力）、形が壊れてしまったらもとの形に戻ることはできません。**

## 03 “生態学的プラーク説”を紐解く

1時限目

### 「むし歯は感染症ではない」という学説の登場

実は、むし歯菌のおしっこ（酸）だらけの生活環境は、ほとんどの菌にとって生活しにくい環境です。基本的に、**菌は酸が多い生活環境（酸性）が苦手**です。

肌で考えてみましょう。菌は酸に弱いので、肌の皮膚表面は弱酸性になっていて菌の繁殖を防いでいます。

よく「乳酸菌が腸にいい」ということを聞きますが、それはなぜでしょうか？　これは、乳酸菌が出す“乳酸”が腸内環境を弱酸性にすることで、酸性の環境では生きていけない悪玉菌（体に害がある菌）の繁殖を抑え、善玉菌が多くなるからといわれています。

菌は酸に弱いはずですが、乳酸菌のように酸に強い菌がいて、これを“耐酸性菌”といいます。こういった酸に強い菌は菌自身が酸を産生します。**むし歯菌も乳酸を産生するので、広義には乳酸菌の仲間**です。常在菌である乳酸菌は口でも腸でも同じことをしているのに、歯に存在してしまうと善玉菌であったものが悪玉とされて、菌の“善と悪”が人間の都合次第で逆転してしまうのが面白いところです。ここも、本来は「なぜなのか？　何がそうさせるのか？」を考えなくてはいけません。

さて、むし歯は害のある微生物によって起こる感染症なのでしょうか？

1時限目　砂糖を食べるとむし歯になるのか？

1時限目

　感染症とは、「病気を起こす菌などの微生物が体の中に入り込んで住みつき、病気や症状を起こすこと」です。以前はむし歯菌に感染したら（むし歯菌が口の中に入り込んで住みついたら）、むし歯という病気を引き起こす感染症と考えられていました。しかし、むし歯菌に感染したら必ずむし歯ができるのかというと、実際はそうではなく、むし歯菌が住みついていてもむし歯にならない人のほうがたくさんいます。また、むし歯菌が歯にくっついてプラークをつくったとしても、むし歯にならない歯のほうが圧倒的に多いのです。

　以前は「むし歯は感染症だ」という考え方をしていましたが、つじつまがあわなくなりました。そこで、近年は菌だけの問題ではなく、菌の生活環境因子の影響を考慮した仮説が支持されています。その仮説というのが、1994年にフィリップ・マーシュが発表した "生態学的プラーク説" です。現在とても多くの歯科医が信じている仮説（学説）です。むし歯菌が口の中にいて、歯にくっついてプラークをつくったとしても、これだけで必ずしもむし歯になるわけではありません。生態学的プラーク説では、次のように説明しています。

　むし歯菌の代表であるミュータンス菌が砂糖を材料に歯にくっついて住処（プラーク）をつくることで、ミュータンス菌以外の酸を出す菌も歯にくっついてプラークに住みつくようになります。酸を出す菌のエサ（砂糖）が与えられると、プラークの中の酸が増えていくために酸性が強くなっていきます。過剰にエサ（砂糖）を与え続けることで

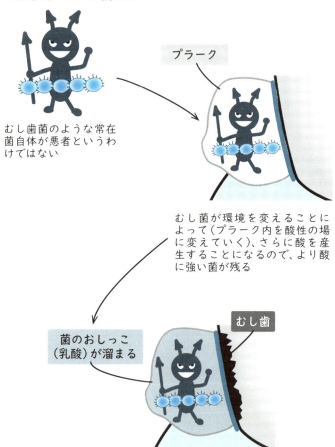

プラークの中の酸性がどんどん強くなり、プラークでは酸性に弱い菌の代わりに酸に強い菌が生き残るので、さらに酸が増え続けます。プラークの中では酸に強い菌が残り（むし歯菌の悪玉化）、酸性が強くなることで歯が溶かされていくことになります。

　現在の歯科学で主流となっている生態学的プラーク説についてまとめると、次のようになります。

---

**生態学的プラーク説**

むし歯菌のような常在菌が悪者なのではなく、過剰な糖によって、プラークの場に酸がどんどん産生され、生活環境が強い酸性の場に変わる。そうなると、より酸に強い菌が生き残っていくことになり、さらに強い酸性の環境になって病的な環境変化が起こり、歯が溶けてむし歯ができる

---

　しかし、**私はこの仮説を支持していません**。私たちの体の中で、常在菌が体を壊せるほどの環境変化をつくり出せるのか？　ということを考えると、普通の健康な人の体内であればあり得ません。人間が常在菌に簡単にやられてしまうほどの弱い生命体だったら、とっくに絶滅しているでしょう。**重要なのは「病的な環境変化を常在菌がつくり出すのか」、あるいは「病的な環境を私たちの細胞が先につくり出すのか」ということです。**

　現代医学は、細胞の生活環境は細胞自身がつくり出し、健康も病気も細胞内外の環境次第ということにまったく目を向けていません。むし歯のように、すべての悪の根源は病原体（菌）としています。ここに大きな間違いがあります。

1時限目　砂糖を食べるとむし歯になるのか？

1時限目

## ☐ 生態学的プラーク説とは

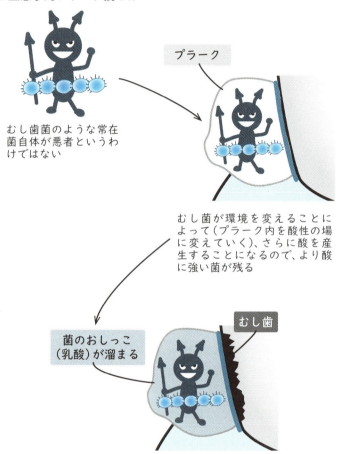

むし歯菌のような常在菌自体が悪者というわけではない

プラーク

むし菌が環境を変えることによって（プラーク内を酸性の場に変えていく）、さらに酸を産生することになるので、より酸に強い菌が残る

菌のおしっこ（乳酸）が溜まる

むし歯

むし歯菌の集落（プラーク）が歯を溶かしやすい環境になり、その結果、むし歯ができる

※ 生態学的プラーク説は、健全な私たちの体内で「体を壊すような病的な環境変化を常在菌（共生している菌）がつくり出す」という強引な仮説になっている

## 赤ちゃんへの口移しは、むし歯の原因となるのか？

　むし歯が感染症と信じられていたひと昔前は、「赤ちゃんへの口移しは、むし歯菌が感染するので止めましょう」と言われていました。実際は、**赤ちゃんのときにお母さんが口移しをしなかったとしても、むし歯菌を含む常在菌は必ずほかの誰かの口から、何かのタイミングで子どもの口の中に入ってしまいます**。むし歯菌には誰もが感染していて常在菌となっていますし、砂糖をたくさん食べていても、多くの子どもはむし歯ができません。前項でお話ししたように「むし歯菌に感染した＝むし歯になる」としたむし歯菌の感染が問題なのではなく、菌が悪玉化してしまうような「菌と環境との相互作用（＝生態学的因子）」が問題になるので、**今は赤ちゃんへの口移しを問題視する歯医者は少なくなりました**。それでも「砂糖＝菌の生活環境の悪化（酸性化）」と考えているので、砂糖への風あたりはますます厳しくなっています。「砂糖中毒」という言葉まで吹聴されるありさまです。

　実は、幼児期の体は砂糖などの糖の要求度がとても高いので、むし歯を怖がるあまり、子どもに糖質制限をしてしまうと、歯だけではなく子どもの体全体をとても弱くしてしまい、華奢で元気がない子になってしまいます。このあたりは、最後のLHR（ロングホームルーム）も参考にしてください。

　歯科医療従事者であれば、たまにこんな兄弟の話を耳にしませんか？

　「上の子はそんなに甘いものを食べないにもかかわらず

１時限目

むし歯ができるのに、下の子は甘いものが大好きでろくに
仕上げ磨きもしていないのに、むし歯ができないんです」

　この話は、むし歯菌がむし歯をつくっていると考えると
説明がつきません。せいぜい、歯の質が違うんじゃないか
とか、唾液の量、質の違い程度の推測になるでしょう。

　しかし、本書でお話ししていく細胞の生活反応がむし歯
をつくるということを理解していくと、**砂糖をしっかり
摂って、その砂糖を細胞がきちんと利用できていれば、む
し歯はできないばかりか、むしろ「歯は強くなる」**という
ことがわかります。

## 歯科の世界は"糖質制限"の信仰に染まっている

1時限目

**04**

### 菌の生活環境に目が向きはじめた

むし歯は、むし歯菌の感染が問題なのではなく、むし歯菌を悪玉化させていくプラーク内の菌の生活環境の変化が問題とされています。

この生活環境の悪化が酸性化であり、その酸性化をさせるのが、砂糖を発酵させることで産生される乳酸などの酸性物質です（生態学的プラーク説：1時限目 03「"生態学的プラーク説"を紐解く」）。

今までは"菌が悪者"というように、菌の感染のことしか考えていなかったのが、菌の生活環境の変化がむし歯の発生に影響を与えるという"環境"という考え方が入ってきたことで、現代歯科学も若干の進歩がみられました。

### 「敵をやっつける発想」から抜け出せない

しかし、対策は？ となると、未だに菌をやっつけることと、酸性の環境をつくり出さないためにむし歯菌を兵糧攻めにする（砂糖の制限）程度しかありません。

あとは、細胞の毒になるフッ素を歯に塗るぐらいです。むし歯予防のために、歯科では口を酸っぱくして「砂糖を摂ったらダメ」「砂糖を摂るからまたむし歯になるんだ」と繰り返し言われます。あるいは菌の住処である集落（プラーク）を破壊するために、「歯磨きをもっときちんとや

1時限目 砂糖を食べるとむし歯になるのか？

りなさい」とも言われます。

　悲しいことにどうしても菌が悪者という「敵をやっつける発想（洗脳）」から抜け出せずにいます。

## 原因がわかっていてもむし歯を撲滅できない理由

　現代歯科学的には原因がわかっているはずなのに、なぜかむし歯はなくなりません。

　その理由は簡単で、**砂糖を断つ「むし歯菌への兵糧攻め」が、逆に私たちの「体をつくり、体を維持する細胞を傷めていく」**という皮肉な話になっているからです。なぜなら**私たちの細胞は、細胞内のミトコンドリアで糖を二酸化炭素までとことん分解（代謝）してエネルギーを得るということを基本設定としている**からです（補講1回目04「特殊な細胞赤血球：ミトコンドリアが呼吸によって行う発電は超クリーンな完全燃焼」）。

　むし歯菌への兵糧攻めが体に悪い理由については、6時限目02「糖質制限と低酸素状態 〜キーポイントは乳酸〜」でお話ししていきます。

1時限目

# 歯の構造と皮膚の構造を比べてみる

05

## エナメル質に比べて象牙質は圧倒的に酸（乳酸）で溶けやすい

酸性が強いほど、カルシウムは溶かされていきます。酸性、アルカリ性の指標としてpH（ピーエイチ）があります（次図）。

□ **食品のpH**

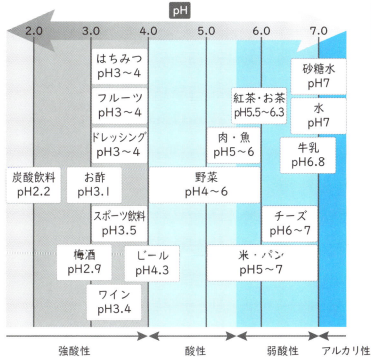

1時限目 砂糖を食べるとむし歯になるのか？

1時限目

　pH7 が中性で、数字が 7 より小さくなれば酸性が強くなり、7 より大きくなればアルカリ性となります。

　pH の数字が小さければ小さいほど酸性が強く、歯のカルシウムが溶けやすくなります。エナメル質は酸に強く（pH5.5 ～ 5.7 以下で溶ける）、象牙質のほうが酸に溶けやすい（pH6.0 ～ 6.2 で溶ける）とされています。前頁図を見ると、**一般的な野菜の酸性度（pH4 ～ 6）はなんとエナメル質が溶け出す酸性度以下**です。

## 歯の構造と皮膚の構造を比較してみる

　ここで、歯の構造と皮膚の構造を比べてみましょう。歯は、エナメル質とその内側に象牙質という性質の異なる硬い組織からできています。

　エナメル質は皮膚でいうと、表皮の角質と似ています（次図）。象牙質は表皮の下の真皮（肉）にあたる部分と似ています。象牙質はエナメル質と違って、コラーゲン繊維がとても多く含まれています。その**象牙質の内側にある血管や神経などが入る空洞が歯髄**で、皮膚であれば皮下組織にあたります。

　**エナメル質は皮膚の角質のように、外部から体内部を守るための防壁**です。外界と接する 1 番外側の部分で、さらに食物を噛み砕いたりしなければならないため、カルシウムが結晶化してできたハイドロキシアパタイトという非常に硬度の高い構造をしています。いわばヘルメット、あるいは鎧のようなもので、とても硬く、酸にもかなり強い組織です。

36

象牙質は、この鎧（エナメル質）を支える肉のような組織です。硬いエナメル質を支える役割があるので、タンパク質（コラーゲン）とカルシウム（ハイドロキシアパタイトとリン酸カルシウム）からできています。象牙質はエナメル質と比べると外力に対してとても柔軟ですが、酸にはとても弱い性質を持っています。

　微妙な違いですが、この役割の違いによってエナメル質と象牙質の性質は大きく異なり、酸による溶けやすさも違ってくるというわけです。

❏ 歯の構造と皮膚の構造

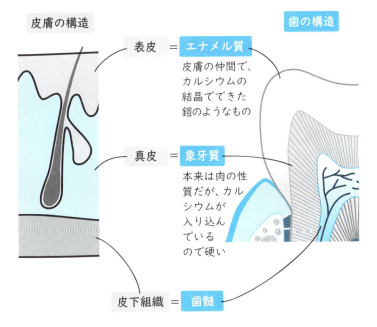

1時限目

## エナメル質と象牙質とでは溶け方が大きく違う

1時限目02「むし歯ができるしくみ：唾液の力があなたの歯をむし歯からから守る❶・❷」でお話ししたように、**エナメル質は形が壊れない程度のカルシウムの溶け出しであれば、唾液によって再石灰化して復活させることができます。**

**象牙質はカルシウムが大きく溶けても、コラーゲンの骨格が残っていて歯の神経が生きていれば、再石灰化して再生可能**です。

象牙質はエナメル質よりも溶けやすいので、むし歯が早く進行していきます。エナメル質はカルシウムの結晶（ハイドロキシアパタイト）を集めて固めてできた鎧のような硬い結晶なので、とても頑丈で溶けにくくできています。

## エナメル質が溶けるしくみ

エナメル質のカルシウムの結晶（ハイドロキシアパタイト）は酸にさらされ続けると、鎧（エナメル質）の表面下からゆっくりと溶けていきます（次頁図）。

エナメル質が溶けていく要因は、次のひとつだけになります。

> 酸によってカルシウムの結晶（ハイドロキシアパタイト）が溶ける

## 象牙質が溶けるしくみ

象牙質は、3割程度はコラーゲン繊維というタンパク

象牙質は、この鎧（エナメル質）を支える肉のような組織です。硬いエナメル質を支える役割があるので、タンパク質（コラーゲン）とカルシウム（ハイドロキシアパタイトとリン酸カルシウム）からできています。象牙質はエナメル質と比べると外力に対してとても柔軟ですが、酸にはとても弱い性質を持っています。

　微妙な違いですが、この役割の違いによってエナメル質と象牙質の性質は大きく異なり、酸による溶けやすさも違ってくるというわけです。

□ 歯の構造と皮膚の構造

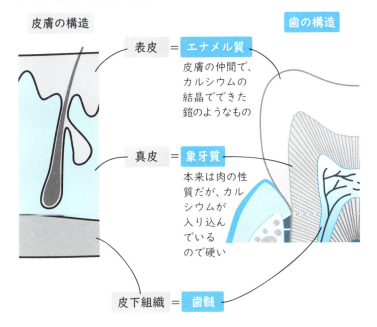

1時限目

## エナメル質と象牙質とでは溶け方が大きく違う

1時限目02「むし歯ができるしくみ：唾液の力があなたの歯をむし歯からから守る❶・❷」でお話ししたように、**エナメル質は形が壊れない程度のカルシウムの溶け出しであれば、唾液によって再石灰化して復活させることができ**ます。

**象牙質はカルシウムが大きく溶けても、コラーゲンの骨格が残っていて歯の神経が生きていれば、再石灰化して再生可能**です。

象牙質はエナメル質よりも溶けやすいので、むし歯が早く進行していきます。エナメル質はカルシウムの結晶（ハイドロキシアパタイト）を集めて固めてできた鎧のような硬い結晶なので、とても頑丈で溶けにくくできています。

## エナメル質が溶けるしくみ

エナメル質のカルシウムの結晶（ハイドロキシアパタイト）は酸にさらされ続けると、鎧（エナメル質）の表面下からゆっくりと溶けていきます（次頁図）。

エナメル質が溶けていく要因は、次のひとつだけになります。

> 酸によってカルシウムの結晶（ハイドロキシアパタイト）が溶ける

## 象牙質が溶けるしくみ

象牙質は、3割程度はコラーゲン繊維というタンパク

## ◻ エナメル質の溶け方

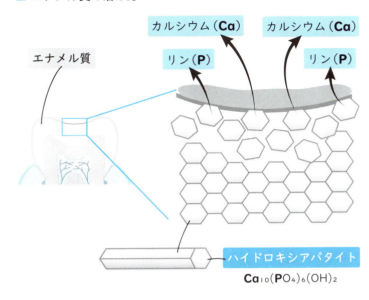

質でできています。コラーゲン繊維の網の目に、リン酸カルシウムの結晶であるハイドロキシアパタイトやリン酸カルシウムの粒がコラーゲンとくっついて絡まっている状態です。

　網の目に入り込んでいるカルシウムの結晶や粒が酸で溶かされると、象牙質は溶けていきます。網の繊維とカルシウムの結晶や粒との結合がもろくなることでも、カルシウムが漏れ出して象牙質は溶けていきます。網を構成する繊維自体が劣化したり分解されたりすることでも、カルシウム自体を保持することができずに象牙質は溶けていきます（次頁図）。

1時限目

□ **象牙質の溶け方**

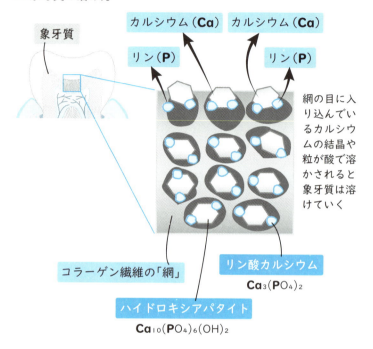

象牙質が溶けていく要因をまとめておくと、次の3つになります。

❶カルシウムが溶け出す（酸によるカルシウムの溶解）
❷網をつくるコラーゲンとカルシウムの結合が解ける（コラーゲンの劣化、老化）
❸網自体が壊される（コラーゲン分解酵素による分解）

このように、エナメル質と違って**象牙質はとても溶けやすい、むし歯になりやすい性質を持っています。**

## 象牙質の再石灰化はコラーゲン次第

### 1時限目
# 06

### 象牙質のむし歯も再石灰化で復活できる

象牙質の組成は、骨の組成とよく似ています。また象牙質の性質は、水を含ませて凍らせたスポンジに似ています。スポンジに水を吸わせた状態で凍らせると、スポンジは固くなります。しかし、凍ったスポンジを解凍すると再びやわらかくなります。これがまさに、象牙質の構造と同じなのです。

スポンジの網目の中にハイドロキシアパタイトというカルシウムの結晶が入っていると硬く、この結晶が溶けるとやわらかくなり、コラーゲンだけが残ります。コラーゲンの網目は、カルシウム成分が入り込む"石灰化の足場"となっています。このコラーゲンだけが残ってカルシウム成分が溶け出したスポンジ状のやわらかい状態の象牙質を"軟化象牙質"といいます。

カルシウム成分が入り込むための足場となるコラーゲンだけが分解されずに残った状態で、さらに**歯の神経が生きている（象牙芽細胞が生きている）歯では、軟化象牙質に再度カルシウムを沈着（再石灰化）させ、治癒させることができます**（次頁図）。

しかし、現代歯科におけるむし歯治療では、この軟化象牙質はすべて除去（削り取る）してしまうのが原則になっています。

1時限目

## ☐ 象牙質の再石灰化は凍らせたスポンジを解凍して再び凍らせるのと同じ原理

| 凍ったスポンジは目に溜まった水が凍って固くなる | 解凍したスポンジは目がスカスカになってやわらかい | スポンジに水を湿らせて再び凍らすと固くなる |
| --- | --- | --- |
| 凍ったスポンジ | 解凍したスポンジ | 凍ったスポンジ |

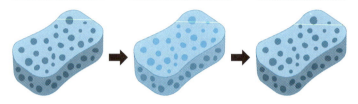

| 正常な象牙質 | 軟化象牙質 | 象牙質の再石灰化 |
| --- | --- | --- |
| 象牙質の目の中にハイドロキシアパタイトというカルシウムの結晶が入っていると固くなる | 象牙質の目の結晶が溶けるとやわらかくなり、コラーゲンだけが残ってやわらかくなる | 歯の神経が生きている歯は象牙芽細胞も生きていて、軟化した象牙質に再度カルシウムを沈着(再石灰化)することができる |

# 07

### 1時限目

# 歯医者はむし歯を見つけたら
# すぐに削り取る

## ～歯医者で虫歯治療すると穴が大きくなる？～

### むし歯の治療の原則と実際の流れ

むし歯となった軟化象牙質の部分は、むし歯菌に感染（生息）しています。むし歯菌がいれば、酸を産生してむし歯はどんどん進行すると考えられています。

ですから、**むし歯治療の原則は「病巣である"感染してカルシウムが溶けてやわらくなった感染象牙質（軟化象牙質）"を一刻も早く徹底的に取り除くこと」**になります。歯科治療の現場では、未だにむし歯は感染症と考えられています。菌が感染している部分である「軟化象牙質を取り除く」ことで、感染したむし歯菌は病気の場（むし歯の部分）からはいなくなります。菌がいる軟化象牙質を削り取ることで歯を溶かす菌がいなくなり、むし歯の進行は止まる（はずと考えている）ので、「むし歯は感染症である」として見たときには「治癒した」という扱いになります。

皮膚などでは、病巣を切り取っても傷口は自然治癒・自然修復していきます。しかし歯の場合は事情が違います。削った部分はもとには戻らず、削ったあとには大きな穴が開いたままの"後遺症"が残ります。その削り取った部分の下は細胞が生きている象牙質なので、痛みの感覚があります。

菌が感染した部分を削り取ることで感染部分を治療（治癒）したあとは、後遺症を治すために修復治療を行います。

---

1時限目 砂糖を食べるとむし歯になるのか？

1時限目

削った部分を人工のもので蓋をして（歯の詰めもの、被せもの）、歯の形をもとの状態に近い形に戻します。治癒と修復まで完了すると、むし歯の「治療が終わった」ということになります（次図）。

□ 一般的なむし歯治療の流れ

　　むし歯治療の原則
　病巣である"感染してカルシウムが溶けてやわらくなった感染象牙質（軟化象牙質）"を一刻も早く徹底的に取り除くこと

　　むし歯治療の実際
❶感染症の治療として病巣を削って取り除く（むし歯の治癒）
❷後遺症に対して修復治療：削った部分を人工のもので蓋をして（詰めもの、被せもの）、細菌が新たに侵入するのを防ぎ、見た目や噛みあわせをもとの状態に戻す

## 歯医者でむし歯治療すると穴が大きくなる？

　削って治すむし歯の治療をすると、余計に穴が大きくなったと感じたことはありませんか？

　歯科の治療でよく耳にする言葉に「小さい虫歯の治療で歯医者へ行ったのに、削って大きな穴を開けられた」というものがあります。これは、むし歯の広がり方に特徴があります。

　象牙質まで進んだむし歯を観察すると、円錐形にむし歯が進む特徴的な形をしています。このむし歯の進行のしか

たを"う蝕円錐"といいます。

象牙質のう蝕円錐は、エナメル質と象牙質の境目を円錐の底面として歯髄側に頂点がある円錐形をしています。

エナメル質では、場所によって違います。歯の溝にできるむし歯では、円錐の底面は象牙質との境にできます。隣接面では、逆に頂点が象牙質との境目方向にできます。象牙質との境目では小さく、内部（象牙質）で大きく広がります（次図）。

□ う蝕円錐のむし歯

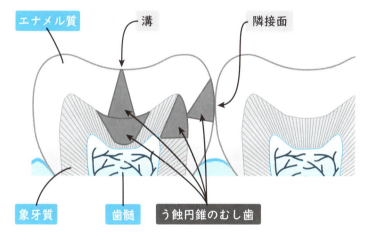

溝にできるむし歯は特に若い人にみられ、歯の内側の象牙質で大きく広がったむし歯として見つかることが多くあります。小学生から中学生ぐらいの大臼歯の歯の溝が黒いので、レントゲンを撮ったら、歯の内部の象牙質が大きく崩壊していた……これは、歯医者が臨床でよく経験する

1時限目

ことです。

　むし歯治療の原則が病巣（軟化象牙質）の除去にあるので、エナメル質にほとんど穴がなくても、その内部の軟化象牙質（むし歯菌に感染した部分）は全部取り除く必要があります。ですから、大きな穴を開けて軟化象牙質をガッツリ取り除きます。これで問題は解決かと思いきや、軟化象牙質を取ったあとも問題が残ります。エナメル質はカルシウムの塊で、硬いけどもろい（力がかかると割れやすい）という性質をしているのです。ここが問題になります。

　エナメル質に噛みあわせの強い力がかかっても、本来の歯ならその力を象牙質が吸収してくれるので、噛みあわせの力でエナメル質が割れて砕けてしまうことはありません。ところが、**軟化象牙質を取り除いて象牙質の裏打ちがなくなったエナメル質（遊離エナメル質）**は、噛みあわせの力で割れて砕けやすくなってしまいます。この遊離エナメル質（象牙質の裏打ちのなくなったもろいエナメル質）を残して詰めもので治療すると、治したあとにこの部分が割れて穴が開き、また細菌の侵入を許してむし歯が再発しやすくなります。対策としては、この遊離エナメル質もきれいに削って除去するようにします。こうすることで、結果的に削る治療によって「歯医者が穴を大きくした」となってしまうのです（次頁図）。

## むし歯が大きく削られてしまうのはなぜか？

　むし歯が大きく削られてしまうのは、むし歯の進行のしかたに特徴があるためです。

歯の表面にプラークがついて、そのプラーク内の酸によって歯が表面部分から溶かされていくはずなのに、なぜむし歯は内部で広がっているのでしょうか？

　現代歯科学では明確な答えがありませんでしたが、5時限目02「❶歯髄の天井の中央部が歯虫化した場合」で、私たちの細胞自身が歯を溶かしてつくる"う蝕円錐"のでき方を詳しくお話しします。

## ◻ 軟化象牙質を完全に削り取る治療方式だと大きな穴が開く

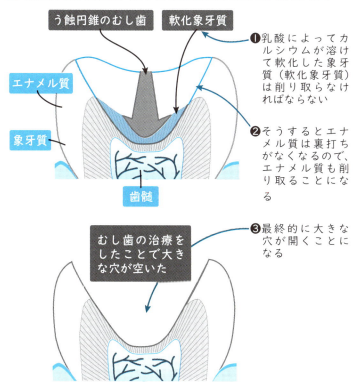

1時限目

# 08 むし歯の自然治癒

## むし歯は歯医者で削らないと治らない？

　現在の歯科では、むし歯の自然治癒はないとされています。現代歯科学で唯一認められているのが、次の現象だけです。

> **むし歯の自然治癒**
> むし歯の前段階で、穴が開く前の"脱灰"の状態のエナメル質が、唾液のカルシウムで"再石灰化"する現象

　エナメル質に穴が開いてしまう前の段階なら、歯は完全な自然治癒・自然修復をします。むし歯で歯に穴が開いてしまうと、自然の力（自然修復力）では完全なもとの形には戻りません。ですから、歯科的には穴が開いたむし歯の自然治癒はないということになっています。このことを頭の片隅に置いて、もう少し歯科臨床的な「むし歯の治癒」を分解して見てみましょう。

　現代の歯科では、むし歯の治療の完了とは「**細菌が感染した軟化象牙質をすべて取り除いて（感染症の治癒）、溶けた歯と削った歯の代わりに人工的な物質で、もとの歯の形に戻す（後遺症に対しての修復治療）**」までのことをいっています。つまり、歯科の臨床におけるむし歯の治癒とは、治療の完了のことを意味していて、病巣を削り取る感染症

の治癒と、人工物による修復処置完了までを臨床的に"治癒"といっています。

むし歯が感染症でなかったらどうでしょうか？

大きく削り取って治療をする必要がなくなります。歯を削って、詰めたり被せたりする治療方法は、1960年前後に"エアタービン"という高速であっという間に歯が削れる機械が登場してから発展しました。今の歯科の治療形態である「歯の形を人工物でもとに近い形に戻す（修復する）」のは、人類の長い歴史から見ると、ごく最近できあがった治療法です。

詰めものや被せものは、永久的なものではありません。予防歯科を掲げている歯科医院のホームページでもよく目にしますが、統計的には詰めものの平均寿命は約5年程度といわれています。歯科治療が完了しても、多くの場合は、5年ないし10年以内には詰めものや被せものがダメになり治療のやり直しが必要になります。このやり直しのたびに歯を削るので、7回前後繰り返すと、その歯にはもう削る部分が残っていなくなってしまいます。そうなると、最終的に抜歯することになってしまうといわれています。

ちなみに、もしむし歯になって削る必要があったとしても、削る量が少なければ少ないほど歯は長持ちします。

「むし歯＝感染症」ではないという概念が理解できれば、「感染したと思われる部分はすべて削り取る」という治療方法から抜け出せるはずです。

これだけでも、むし歯で歯を削る量は大幅に少なくなり、歯は今よりももっと長持ちします。

## 1時限目

# 09 むし歯はなぜ撲滅できないのか

**現代歯科学の考え方ではむし歯がなくなることはない**

むし歯を予防するためには、むし歯の原因がはっきりと解明されている必要があります。現代歯科学におけるむし歯の定義とは、「歯の硬い組織の表面が細菌の酸産生により崩壊され、エナメル質やセメント質から象牙質へと進行し、実質欠損を形成する代表的な歯の疾患」とされています。要するに、「**むし歯とは、むし歯菌が砂糖などの糖を食べて酸を出し、その酸で歯が溶かされて歯に穴が開く病気**」と考えられているということです。

これでは、予防法は次の3本柱になってしまいます。

> ❶菌を減らす
> ❷菌に酸をつくらせない
> ❸酸に溶けにくい強い質の歯をつくる

現在でもむし歯の予防が完全にできていないということは、この3本柱に何かしらの誤りがあるはずです。

むし歯は、正式な病名は"齲蝕（う蝕）"といい、英語では「カリエス：caries」といいます。この言葉は「rot（腐敗）」あるいは「decay（腐敗・崩壊）」を意味するラテン語が由来です。いずれにしても昔の科学者たちは、むし歯は歯が溶かされる病気ではなく、腐敗する病気と考えていたよう

50

です。

　砂糖を摂ってもむし歯にならない、歯を磨かなくてもむし歯にならない、逆にしっかり磨いているのにむし歯がよくできる、汚れがつきにくいような場所にもむし歯ができる、むし歯ではない象牙質にも細菌が入り込んでいるなど、細菌感染だけでは説明できない現象がたくさんありますが、むし歯にならない体質をつくるには、このあたりの理由解明が鍵となりそうです。

　それには、**現代のう蝕学では完全に無視されている、歯の内部の細胞の生活がどのように行われているのかを理解していく必要があります**。3時限目「歯の中は、見事な小社会を形成している」で、歯の内部の細胞の営みをお話ししていきます。さらに、その営みが"病的"になったとき、歯の内部の細胞が自身の"住処である歯"を壊していくことでむし歯になっていくことを、4時限目「むし歯の真犯人は誰か？」でお話ししていきます。

　4時限目以降で、現代歯学が提唱している細菌感染とはまったく違う視点から、むし歯の原因説をお話ししていきます。

　古代ギリシアから18世紀ごろまでの科学者たちのむし歯への考察は、現代歯学の考え方とは違う「むし歯の原因の考え方」における"道しるべ"になっています。

　大きな変遷は「病気をつくり出す敵を見つけて、徹底的にやっつける」という現代医学の考え方が浸透しはじめた18世紀よりあとに、歯科学の世界でも敵と思われるものが見つかってしまったことにあります。

1時限目　砂糖を食べるとむし歯になるのか？

1時限目

　温故知新という言葉がありますが、まずは2時限目で、人類はむし歯をどのように考察してきたのか、歴史を振り返ってみましょう。

　1時限目01「砂糖を食べるとむし歯になるのか？：むし歯菌のおしっこが歯を溶かす」の最後でお話した「乳酸締め」の乳酸の由来は、「むし歯菌のおしっこ」だけだと現代歯学では決めつけていますが、本当はそうではありません。このあたりも注意して2時限目を読んでみてください。

2
時限目

# むし歯の歴史を紐解く

2時限目では、むし歯の歴史について学びます。

❶現在のむし歯の考え方の流れをつくる重要な転機が、18世紀前後にあった

　➡それまでむし歯は、歯が内部から腐ってできると思われていたが、17世紀ごろ科学が進歩し、酸によってカルシウムが溶けるという現象が化学的に解明された。そこから、歯のカルシウムを溶かす酸はいったいどこからやってくるのかという議論になる

❷顕微鏡が発明され微生物の観察が盛んになり、微生物の中には酸を産生する菌がいることがわかった。これがむし歯の部分から見つかったことで、現在でも微生物（むし歯菌）こそがむし歯の唯一の原因で、むし歯菌に餌（砂糖）を与えることによって歯は溶けると信じられている

❸酸を産生する原因とされる菌は常在菌で、一般健康情報的には善玉菌に分類されている

❹歯を溶かす酸を産み出しているのは、常在菌である「むし歯菌のみに限定」されていることに違和感を抱きつつ、実は教育や常識によって「菌が犯人」だという決めつけ・思い込みをさせられているかもしれないという視線で、歴史の流れを見てみる

2時限目

# 01 紀元前3000年ごろの古代

## 〜原因は"虫"〜

### むし歯は歯の中に潜む"歯虫"が引き起こす？

　むし歯について書かれた最も初期の文献は、「Legend of the worm（レジェンド オブ ザ ワーム）」といわれ、南メソポタミア地方の紀元前3000年ごろの粘土の銘刻板（めいこくばん）だとされています。そこには、「ワーム（虫）は歯と歯ぐきに潜み、歯と血を食べものにする」と刻まれていました。

　詳しい話は専門書に譲りますが、**大昔は、歯の内部に住む"歯虫"という虫が、歯を内部から溶かして（腐敗させて）むし歯をつくると信じられていました**。今でもむし歯といわれるのは、この"歯虫"が歯を溶かすことに由来します。

☐ **1780年ごろ南フランス人よってつくられたといわれる、歯の中に住む歯虫の復元模型**

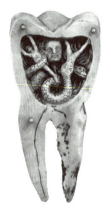 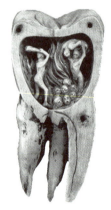

## 古代ギリシア医学の時代 "自然科学の発展"

2時限目
**02**

～神話から科学へ、視点の大きな転換～

### 古代ギリシアでは、むし歯は体液の性質によるものと考えられた

　自然科学とは、自然現象を研究対象として、観察・実験などに基づき、その現象を起こす自然界のルールを知る学問です。古代ギリシア時代に大きく発展しました。

　今から約2,500年前ごろ、ギリシア医学の時代になると、むし歯を引き起こす歯虫の神話伝説から、むし歯を含むすべての疾患は体液の性質によって引き起こされると、科学的に考えられるようになりました（**体液病理学**）。

　古代ギリシア時代に考えられた、体液病理学における体液の性質とは、「血液・粘液・黄胆汁・黒胆汁」の4種類で、このバランスが保たれていると体は健康であり、バランスが崩れると病気になるという考え方です。

　この体液病理学は、のちにアリストテレスの **"4元素説"** と融合していきました。4元素説とは、この世界をつくる4つの性質を持つ「火・風（空気）・土・水」の元素と、そこに「熱と冷」「湿と乾」という2つの相反する性質のペアをあてはめて、さまざまな成り立ちを説明しました。「火＝熱・乾」「空気＝熱・湿」「水＝冷・湿」「土＝冷・乾」という性質を持ち、のちに4体液説と結びつけられて考えられるようになりました。

　体は「熱（火）・乾（土）・湿（風）・冷（水）」の4つ

2時限目　むし歯の歴史を紐解く

55

の状態の中で、揺らぎながら常にバランスを取っています（この4つの体の性質については、「エレメントマトリックス®」有馬ようこ先生の著書ならびに理論を参照することを推奨）。

古代ギリシアの考え方では、「むし歯は、体液を腐敗させる毒々しい内的作用によって生じる」と説いていました。つまり、現代の基礎医学的に意訳すると次図のようになります。

#### ◻ 古代ギリシアのむし歯の考え方

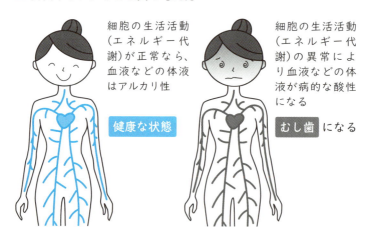

## ヒポクラテスやアリストテレスが考えた"むし歯の原因"

医学の父ヒポクラテス（紀元前460年ごろ～紀元前370年ごろ）は、むし歯の原因について体液病理学の概念をベースに考えていました。また歯の痛みの原因は、歯

の中に悪い状態の体液が溜まることによって起きると考えていたようです（次図）。

> **ヒポクラテスの時代から得る重要な考え方**
> 病気の根本は、体の細胞がつくり出す体内環境・細胞環境の問題。そのうえで、外部からの問題も考慮しなくてはならない

　アリストテレスも体液病理学をベースとして、むし歯の原因を考えていました。さらに歯の周囲に堆積した食べかすが腐敗し、そこからむし歯になることをつけ加えました。歯の周りに食べかすが残ったままだと、それが腐敗して歯を痛めるという考え方は、現在もむし歯予防の王道として"歯磨き（ブラッシング）"が実践されています。歯磨きの重要性は現代歯科にも残り、歯の外側の問題への対応策として一生懸命ブラッシング指導が行われています。
　ヒポクラテスたちがそもそもの病因のベースとしていた体液説、つまり**体の内部の環境から病気を診るという、病気は宿主の問題（その人の体の内部環境の問題）という"宿主説"**（次図）、むし歯でいえば歯の内側の問題のことは、現代医学では完全に捨て去られてしまいました。

> **宿主説（terrain theory）**
> 病気を引き起こすのは微生物ではない。微生物に感染したあとに病気になるかどうかは、私たち人間の体の状態次第である。つまり宿主側の健康状態によるものである

2 時限目

# 03 17 世紀の科学革命から 18 世紀にかけての発展

## ～宿主説から病原体仮説へ～

### 顕微鏡の発明で科学は進み、歯科学は後退した

17 世紀ごろには、科学による分析が進展しました。17 世紀の終わりに発明された顕微鏡による観察方法が発展していくことで、微生物の研究も盛んになり、18、19 世紀ごろからは、自らの体の中の環境や代謝の状態と病気との関連を研究するのは主流派ではなくなっていきました。

古代ギリシア時代からの病気の原因や病気になるかどうかは、体の代謝の状態の良し悪しという考え方（宿主説）から、病気にさせる悪者がいてそれが病気を引き起こすという "病原体仮説" の時代へと移っていきます（次図）。そのころのヨーロッパの社会情勢は争いが絶えず "敵と戦う" という空気になっていたことも、この時代の科学者の考え方に大きく影響していたかもしれません。

> **病原体仮説（germ theory）**
> ある特定の病気は、「それを引き起こす特定の "敵" が体に入り込むことによって引き起こされる」という考え方

病原体仮説というのは、バクテリア（細菌）のような体を病気にさせる "外部の敵" がいて、その敵が体内に入ってきて病気を引き起こすという考え方です。戦争の考え方とよく似ています。そして現代まで、病原体仮説が長きに

渡り信じ込まれる時代に入っていきます。

　"病原体仮説" が主流の考え方となったのは、冒頭で少し触れたように 17 世紀終わりにオランダ人の科学者アントニオ・バリが顕微鏡を発明したことが転機となりました。病気の原因を探る研究の主流は、私たちの体を蝕む体の外からの敵を見つけることに専念されていきます。

　強拡大顕微鏡をはじめて製作したアントニ・ファン・レーウェンフックは、歯の汚れやむし歯の病変部から採取したものを観察し、その中に動く微生物を発見しました。**寄生した微生物が食べかすなどを腐敗させる "寄生（腐敗）説"** を唱え、イギリスの王立学会で報告しました。ちなみに、1683 年 9 月 14 日はレーウェンフックがむし歯菌を発見した日とされています。

　化学の視点からの研究も、同じく 17 世紀ごろに大きく発展します。**化学の発展とともに、歯は口腔内で生じる何らかの酸によって溶かされる**といわれるようになりました。ここから、歯を溶かす酸の出どころについての研究がはじまります。

　18 世紀は、まだむし歯の原因説として宿主説も唱えられていて、18 世紀の終わりごろには、むし歯について **"生命説"** が唱えられています。**むし歯の "生命説" では、むし歯はあたかも骨壊疽（骨が内部から死んでしまう状態）のように、歯の内部から生じるものと推測**されていました。この説を支持した学者は、むし歯の歯を観察するとその多くが内部吸収によって生じていることに注目しました。1 時限目 07「歯医者はむし歯を見つけたらすぐに削り取る：

2時限目

歯医者でむし歯治療すると穴が大きくなる？」でお話ししたように、実際のむし歯では、たとえば歯の溝などにできたほんの小さな針の先ぐらいのエナメル質の穴でも、その内側の象牙質のほうが遥かに大きく溶けています。むし歯は外側よりも歯の内部のほうが大きく溶かされているという観察から、深いむし歯では自分の体が歯を溶かして引き起こしている（宿主説からのむし歯の原因論）と考えられていました。

しかし、**病気になるかどうかは体の中の環境次第という宿主説**は、残念ながらこのあたりで途絶えました。

*Column*

## むし歯の歴史の流れ

ここまでお話ししてきた内容とここからお話する内容をわかりやすいように表にまとめておきます。

| 時　代 | 原　因 | むし歯のでき方 |
|---|---|---|
| 神話の時代 | 病原体（想像上の虫） | 歯に虫が住んでいると考えられていて、その「歯虫」が歯を腐らせて、歯に穴を開ける |
| 古代ギリシア医学から18世紀ごろ | 宿主（自分の体・細胞） | 体の代謝低下で悪化した体内環境が体液を悪くする。その悪い体液が歯に溜まると歯を腐らせてむし歯をつくる |
| 18世紀ごろから現代 | 病原体（むし歯の場所で観察された虫（むし歯菌）） | 歯に付着して住みつく「むし歯菌」（微小な虫）が、砂糖を発酵させて乳酸を出し、その乳酸が歯を溶かしてむし歯をつくる |

2時限目

# 04

# 19世紀、現代の歯科学の 基礎"化学細菌説"が登場

## 化学細菌説から砂糖は悪者にされた

　今日のむし歯の考え方の基礎を築いた、ウィロビー・D・ミラーの"化学細菌説"が1889年に登場します。現在のむし歯の理論はこの説を土台としています。

　「近代細菌学の開祖」のひとりといわれるロベルト・コッホの門下生だったミラーによって、酸と微生物がむし歯の原因となるという考え方が発表されます（ミラーによる成書「Die Mikroorganismen der Mundhöhle」が1890年に発刊された）。

　コッホと並びもうひとりの「近代細菌学の開祖」といわれるルイ・パスツールは、微生物の代謝によって砂糖を乳酸に変化させる過程をすでに発見していました。

　ここからミラーは、「歯が溶ける原因となる酸は口腔内の細菌が産生するものであり、むし歯は菌が糖を発酵してできる酸によって発生する」という化学細菌説を唱え、口の中に住む"ある種の細菌が産生する酸"が問題だと説明しました。ミラーの師匠のコッホは、感染症は特異的病原菌で発症するという強固な考え方（感染症という病気は特定の微生物によって起こるという考え方）を持っていた研究者でした。その考え方を受け継ぐミラーの化学細菌説によって、歯科界で今に続く病原体仮説信仰（外から体内に入ってきた害をおよぼすものによって病気は引き起こされ

2時限目

むし歯の歴史を紐解く

2時限目

るという説）がはじまりました。

　化学細菌説は、まさに"神話の時代の歯虫"の復活となりました。私たちは、顕微鏡という装置によって酸を生み出す微生物であるむし歯菌という微小な"歯虫"を目に見える形で発見することに成功しました。しかしこれは悪いことに、「むし歯菌とその餌（砂糖）がむし歯をつくる唯一の原因」という思い込みを生み出してしまいました。むし歯菌が常在菌であるがゆえの思い込みだったのでしょう。常に口の中に存在する常在菌は、むし歯の場所にも必ず存在しているからです。

　現在ではミラーの説からさらに発展して、**常在菌の集まりが菌と環境との相互作用で悪玉化してむし歯が発生する**という、1時限目03「"生態学的プラーク説"を紐解く」でお話しした**"生態学的プラーク説"**が支持されています。

　未だに、う蝕学に関してはつじつまをあわせる学説が関の山で、むし歯ができるプロセスを解明する決定的な学説は出ていないというのが現状です。

　その確固たる理由は、実験室で人工的につくるむし歯と実際の人の口の中でできるむし歯は、歯の溶け方が違うからです。科学や医学がこれだけ進化しているのに、むし歯がどのようにできるのか、まだ完全にわかっていないなんて、不思議ですよね。

## 2時限目 04

# 19世紀、現代の歯科学の基礎 "化学細菌説" が登場

### 化学細菌説から砂糖は悪者にされた

　今日のむし歯の考え方の基礎を築いた、ウィロビー・D・ミラーの "化学細菌説" が1889年に登場します。現在のむし歯の理論はこの説を土台としています。

　「近代細菌学の開祖」のひとりといわれるロベルト・コッホの門下生だったミラーによって、酸と微生物がむし歯の原因となるという考え方が発表されます（ミラーによる成書「Die Mikroorganismen der Mundhöhle」が1890年に発刊された）。

　コッホと並びもうひとりの「近代細菌学の開祖」といわれるルイ・パスツールは、微生物の代謝によって砂糖を乳酸に変化させる過程をすでに発見していました。

　ここからミラーは、「**歯が溶ける原因となる酸は口腔内の細菌が産生するものであり、むし歯は菌が糖を発酵してできる酸によって発生する**」という化学細菌説を唱え、口の中に住む "ある種の細菌が産生する酸" が問題だと説明しました。ミラーの師匠のコッホは、感染症は特異的病原菌で発症するという強固な考え方（感染症という病気は特定の微生物によって起こるという考え方）を持っていた研究者でした。その考え方を受け継ぐミラーの化学細菌説によって、歯科界で今に続く病原体仮説信仰（外から体内に入ってきた害をおよぼすものによって病気は引き起こされ

るという説）がはじまりました。

　化学細菌説は、まさに"神話の時代の歯虫"の復活となりました。私たちは、顕微鏡という装置によって酸を生み出す微生物であるむし歯菌という微小な"歯虫"を目に見える形で発見することに成功しました。しかしこれは悪いことに、「むし歯菌とその餌（砂糖）がむし歯をつくる唯一の原因」という思い込みを生み出してしまいました。むし歯菌が常在菌であるがゆえの思い込みだったのでしょう。常に口の中に存在する常在菌は、むし歯の場所にも必ず存在しているからです。

　現在ではミラーの説からさらに発展して、**常在菌の集まりが菌と環境との相互作用で悪玉化してむし歯が発生する**という、1時限目03「"生態学的プラーク説"を紐解く」でお話しした**"生態学的プラーク説"**が支持されています。

　未だに、う蝕学に関してはつじつまをあわせる学説が関の山で、むし歯ができるプロセスを解明する決定的な学説は出ていないというのが現状です。

　その確固たる理由は、実験室で人工的につくるむし歯と実際の人の口の中でできるむし歯は、歯の溶け方が違うからです。科学や医学がこれだけ進化しているのに、むし歯がどのようにできるのか、まだ完全にわかっていないなんて、不思議ですよね。

## 科学革命によって"歯虫の 神話"が微生物として復活

2時限目
05

### 現代人は、むし歯を通して幼いころから微生物と 砂糖に対する恐怖を植えつけられている

　古代ギリシアの偉人たちの素晴らしい観察・考察力から、「むし歯を含む病気はすべて、体の代謝の問題」として、その時代ごとの科学によって研究されてきたにも関わらず、「病気を引き起こすのは宿主の代謝の状態次第」という宿主説は完全に葬られ、病原体仮説に取って代わられ、歯科学の世界ではミラーの登場によって、古代の伝説の"歯虫"の考え方に退化してしまったのです。

　現代歯科学のむし歯の考え方は遠い昔の伝説、歯に住みつく虫がむし歯をつくるという歯虫の伝説と同じです。古代メソポタミアの"歯虫伝説"の歯虫かもしれない微生物が、顕微鏡による観察によって発見されたにすぎません。むし歯になった場所を顕微鏡で見たら、うごめく歯虫（菌）がいて、都合がいいことに主に砂糖から乳酸を産生する細菌（乳酸菌の仲間）たちで、カルシウムを溶かす酸の由来として考えるのにピッタリでした。その菌という歯虫たちは"常在菌"で，常に口の中に必ず存在する菌だったために、むし歯に住む乳酸菌たちが歯虫の正体であると断定されました。古代の歯虫伝説は、最新の科学的事実のように復活しました。

　「歯のカルシウムは酸によって溶ける」「むし歯菌は砂糖

2時限目

を酸に変える」というのは真実ですが、これによって、「むし歯の原因はむし歯菌である」と限定的に結論づけるのは、正確ではありません。砂糖を酸に変えるのは、むし歯菌だけではないからです。三段論法的（大前提とする条件に対し、小前提をつけ加えることで、2つの前提から説得力のある結論（推論）を導き出す方法）な落とし穴といってもよいのかもしれません。

　ではなぜ、むし歯の部分でむし歯菌（乳酸菌）が多く発見されるのでしょうか？　答えは、むし歯の場所は、菌とは別の要因で酸性環境になっているからです。その場が酸性環境であるならば、酸性環境に適した菌が生育します。むし歯ができた歯の部分が菌以外の要因で酸性環境になったために、酸を産み出すむし歯菌にとっては生育しやすい環境だから住みついているのです。ミラーは、結果を見てそれが原因だと結びつけてしまったのです。

　私たちの体は、私たちの細胞がつくりあげたものなので、病気でなければ、そうやすやすと細菌などの微生物に乗っ取られたりすることはありません。

　3時限目以降でお話ししていきますが、むし歯ができる病的な環境にしているのは、菌ではなく、歯の内部の歯髄で生活する細胞たちなのです。

　歯髄の細胞が病的となると、歯を内部から酸性環境にしてしまいます。その酸性環境によって歯が溶けてむし歯になります。むし歯になった部分は穴が開き、口の中にいる常在菌にさらされます。むし歯の場所は酸性環境になっているので、常在菌の中でも酸性に強い、乳酸菌の仲間たち

がむし歯の場所に住みつくのです。ミラーはこの住みついた菌を見て、むし歯菌がむし歯の原因だと考えたのです。

## ☐ むし歯の歴史まとめ

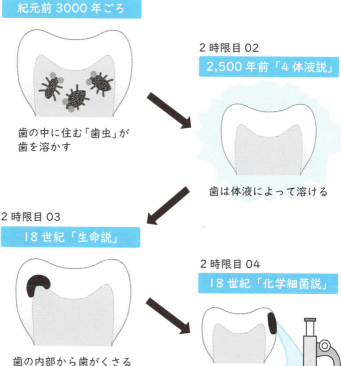

2時限目01
紀元前3000年ごろ
歯の中に住む「歯虫」が歯を溶かす

2時限目02
2,500年前「4体液説」
歯は体液によって溶ける

2時限目03
18世紀「生命説」
歯の内部から歯がくさる

2時限目04
18世紀「化学細菌説」

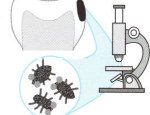

顕微鏡でむし歯の部分を拡大してみたら「歯虫」がいた

2 時限目

# 06 現代版"歯虫伝説"に異を唱えた科学者

## アルバート・シャッツの"タンパク質分解キレート理論"

　古代の歯虫伝説が復活した状況下でも、菌が産生する酸だけでは、むし歯の原因は説明がつかないとする科学者がいました。ユダヤ人であるアルバート・シャッツもそのひとりでした。シャッツは「酸が原因」だけでは説明がつかないとして、1962年に「歯の有機成分の細菌性破壊（タンパク質成分の分解）」と「歯の無機物のキレーション作用による溶解」の両方で、むし歯が生じるという「タンパク質分解キレート理論」を発表しました。キレーション作用とは、タンパク質を構成する最小単位の成分であるアミノ酸が、歯の成分であるカルシウムを包み込むことによって排泄されてしまうことです。このキレート化は、酸性かアルカリ性かは関係なく、カルシウムを溶かしていきます。

　シャッツは、当時、むし歯の原因が酸による溶解であると断言されていることにとても驚きました。酸（実際には酸性の環境に多い水素イオン）による脱灰と同じように、酸以外にも同じような機序で歯を脱灰する要因があるにもかかわらず、その要因にはまったく触れられていないことに疑問を抱いたのです。さまざまなキレート作用を持つ物質はありますが、たとえば象牙質の成分となっているコラーゲン（スポンジの網目の要素）を構成するグリシンも、

カルシウムをキレートする物質です。**酸以外にもカルシウムを溶かす物質はたくさんあります**。この説は、一部のう蝕学の教科書に数行の記載はありますが、大学の教育で取りあげられることはまずありません。

またシャッツは、"ストレプトマイシン"という結核の特効薬の共同開発者でノーベル賞受賞候補にもなったすぐれた科学者でした。しかし彼は、菌が出した酸に対して歯をフッ素で強くすればいいという水道水にフッ素を添加する"水道水フロリデーション（水道水フッ化物濃度調整）"に猛烈に反対しました。

チリにおける研究（Fluoridation and mortality in Chile, Odontol Chil. 1966 May-Jun;15(83):7-21.）で、**フッ素がむし歯菌に対して無効であるばかりでなく、ガンの原因ともなり得ることを訴えました**。フッ素には放射線と同様に安全閾値（ある値以下の濃度であれば安全であるとされている値）は存在しないと訴え、ばらつきこそあれ、非常に低濃度であっても体に害になるということを"乳児突然死症候群"との関係の研究で明らかにしました。

シャッツの研究は反社会的ととらえられ、ノーベル賞受賞も取り消され、表舞台から姿を消していきました。

## すべては巨大マーケットに巻かれていく

むし歯の考え方は、現代医学の病原体仮説の考え方と歩調をあわせるように"菌と砂糖が悪者"とされています。決して宿主側の要因、つまり**「体内の細胞が障害を受けることで代謝が落ちて、細胞が生活する環境が悪くなった結**

2時限目

果、歯が溶かされている」という考え方は完全になかった
ものとされ、すべては「"菌"と"砂糖"こそが悪者で歯
を溶かす」という考え方が定説であり常識となっています。
この考え方が間違いだったのです。

　むし歯菌が行っている「砂糖を酸に変える」という代謝
のしかたは、私たちの細胞も持っています。ただ**私たちの
細胞は、病的にならないとむし歯菌と同じようにはなりま
せん**。ここが最大のキーポイントです。どうなったら私た
ちの細胞は、むし歯菌と同じ代謝になるのか（私たちの細
胞自身が"歯虫"に化けるのか？）は、4時限目で詳しく
お話ししていきます。

　「むし歯はむし歯菌によってつくられる」「病気は微生物
によって引き起こされる」という病原体仮説信仰を疑う余
地のないものに浸透させた現代歯科の役割は、「敵を見つ
けてやっつける」手法の現代医学にとって、製薬メーカー
をはじめとした医療関係ビジネスという巨大マーケットを
操る側からすれば、非常に都合よく利用でき、その影響力
は大きかったのでしょう。

　健康のために飲む薬、健康にいいといわれている食品や
情報など、実は細胞が乳酸を産生してしまうような、知ら
ず知らずのうちに細胞が病的になっていくものばかりで
す。悪いのは外からの敵（病原体仮説）であると信じ込ませ、
真実（宿主説）を隠し通しているかぎり、この巨大マーケッ
トは永遠に成長し続けていくのです。**健康の真実は"糖"
という形でとても身近にあることを知らないまま、私たち
は病気ビジネスに無駄にお金を払い続けている**のです。

68

補　講

# 1

# 細胞はどのように
# エネルギーを
# つくっているのか？

補講1回目では、3時限目以降の理解をしやすくするために、歯の話から少し離れることもありますが、むし歯菌や私たちの細胞が、生きていくためのエネルギーをどのように得ているのかを学びます。理由は、エネルギーを得るしくみに関係して、カルシウムを溶かす酸（乳酸）がむし歯菌と細胞に共通して発生するからです。エネルギーとは、何かを動かしたり働かせたりするためのもとになる「力」のことです。実は、細胞も電気のエネルギーで動いていることを見ていきましょう。

❶細胞には"発酵"と"ミトコンドリア"という2つの発電システムがある

❷むし歯菌は"発酵"だけを使う

❸電気エネルギーは ATP というバッテリー（充電池）に蓄えられる

❹"発酵"と"ミトコンドリア"のシステムの違い

❺赤血球はむし歯菌と同じ"発酵"だけを使う

補講1回目

# 01 細胞も電気のエネルギーで働く

**私たちの日常生活と同じで、細胞もむし歯菌も電気エネルギーがなければ生きていけない**

さまざまな機能を持つとても便利なスマートフォンも、充電池（バッテリー）の電気がなくなったらコンセントにつないで充電しないと動きません。スマートフォンも、電気というエネルギーがなけれ

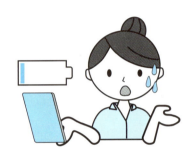

ば、便利な機能やアプリを動かすことはできないのです。

家では、コンセントにつなげば電気を使うことができます。では、この電気はどこから来るのでしょうか？

一般家庭の場合、電気は電線を通して家のコンセントまで送られてきます。この電線に送られてくる電気は、もともとは大量の電気をつくり出すことができる電力会社の"大きな発電所"で発電されています。昨今、災害時に電気が止まっても困らないように、非常用発電機や太陽光発電といった自家発電装置を設置している家庭も増えてきましたが、災害時などで使うこういった"小さな発電装置"ではたくさんの電気をつくり出すことはできません。この小さな発電装置では、冷蔵庫やエアコンなど家のすべての

電化製品を動かすことはできませんが、スマートフォンを充電したりデスクライトを点けたり、生活に必要な最小限の電気をつくり出すことはできます（次図）。

#### □ 一般家庭の電気供給と細胞の電気エネルギーの発電のしくみは似ている（一般家庭編）

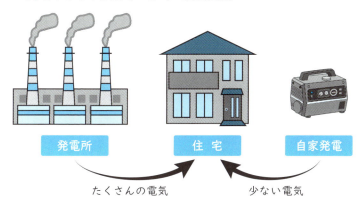

私たちの細胞を見てみましょう。**私たちの体の細胞も、電気のエネルギーを使って動いています**。大きな発電所、小さな自家発電装置、バッテリーで電気エネルギーを蓄えて使うしくみは、一般家庭の電気供給と同じようになっています。スマホが電気のエネルギーでいろいろな機能を動かすことができるように、細胞も、実は電気のエネルギーを使ってさまざまな働きをしています。

人が暮らしていくのに"電気"は欠かせないものですが、**細胞が生きていくうえでも"電気エネルギー"は絶対に欠かせない**ものになっています。すべての生物が、電気エネ

補講1回目

ルギーを利用して生きているのです。

ただし細胞の場合、一般家庭のように家の外から電線を引っ張ってきて電気エネルギーを使うことができません。ではどうしているのかというと、**細胞の中に大きな発電所と小さな発電装置の2つの発電システムを持っている**のです。その2つの発電システムから細胞の中にあるバッテリーに充電して、蓄えたエネルギーを取り出して使っています。

**大きな発電所のように、たくさんの電気エネルギーを発電できるのが"ミトコンドリア"と呼ばれる装置です。小さな自家発電装置のようなしくみが、"発酵（嫌気的解糖系）"と呼ばれる装置です**（次図）。

□ 一般家庭の電気供給と細胞の電気エネルギーの
　発電のしくみは似ている（細胞編）

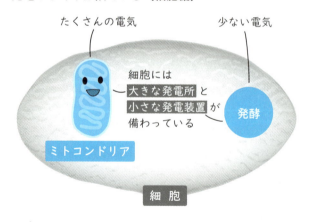

2つの装置については、次節で詳しく見ていきます。

補講1回目

# 発酵とミトコンドリア

02

## ～細胞が持つ2つの発電システム～

### 細胞がもともと持っている発電装置は、酸素が不要な"発酵"装置

　はるか遠い昔、まだ地球に酸素がない時代には、私たちの体をつくっている細胞の祖先は、もともとミトコンドリアという発電装置を持っていませんでした。

　今から約20億年以上前には、私たちの祖先の細胞はむし歯菌と同じ発電装置でエネルギーを得ていました。それが、"発酵"です。細胞においては"嫌気的解糖系"といいますが、本書では便宜的に"発酵"と表現します。

　発酵には、酸素が必要ありません。酸素がなくてもエネルギーを得ることができますが、効率がとても悪いので、エネルギーを得られる量がミトコンドリアと比べてとても少なく、廃棄物として乳酸を産生します。

　むし歯菌は、私たちの細胞の祖先細胞と同じくミトコンドリアを持っていないので、この発酵のみにエネルギー産生を頼っています。

### ミトコンドリアは発酵の約17倍の電気エネルギーをつくり出すことができる

　その後、今からおおよそ16億年前のこと、私たちの祖先の細胞の中に、ミトコンドリアという酸素を利用して莫大なエネルギーを生み出すことができる微生物が入り込み

補講1回目　細胞はどのようにエネルギーをつくっているのか

73

補講 1 回目

ました。私たちの祖先の細胞とミトコンドリアという微生物がともに生きる"共生"という生活状態になったといわれています（リン・マーギュリスによる細胞内共生説）。

先ほどお話ししたように、この共生をはじめる前までは、私たちの細胞の祖先はミトコンドリア発電所を持っていなかったので、祖先細胞が生きるための電気エネルギーは、小さな発電システムの発酵だけに頼っていました。**小さな発電装置の発酵と大きな発電所のミトコンドリアでは、発電できるエネルギーの量が 17 倍も違います。**

ミトコンドリアを持たないころのわれわれの細胞の祖先は、小さい発電（発酵）からのエネルギーしかなかったので、複雑な働きはできませんでした。人間のように約 37 兆個の細胞が集まった複雑な活動をするようなことは到底できず、細胞 1 つひとつが各々生活する細菌と同じでした。

発酵から得られる電力はミトコンドリアと比べとても小さく、いわばモバイルバッテリーに充電するようなものです。モバイルバッテリーひとつでは、家のエアコンやテレビを動かすことはできません。**祖先細胞は、ミトコンドリアという大きな電気エネルギーを発電する微生物を細胞の中に取り込み共生することで、莫大な電気エネルギーを使うことができるようになった**のです。そうすることで、複雑かつ巧妙で多様な細胞の働きができるようになりました。

人体は、約 37 兆個の細胞でできています。ひとつの細胞にミトコンドリア発電装置が、100 から 2,000 個存在しています。ざっと計算すると、**体重の 10％の重量**にあ

たります。体重53kgの人なら、実に5.3kgものミトコンドリアというエネルギー産生装置を抱えていることになります（次図）。

### ◻ 体重の10％はミトコンドリア

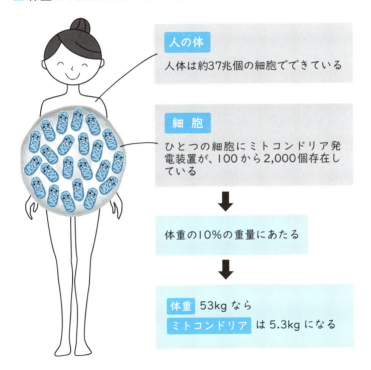

人はミトコンドリアという大きな発電所でたくさんの電気エネルギーを発電しないと、考えることも運動することも遊ぶこともできないばかりか、人間という形をつくることも維持することもできません。人の細胞は"**例外**"を除

補講１回目

き、すべての細胞にミトコンドリアという発電所が備わっていて、その電気エネルギーでいろいろと複雑な働きを営むことができるのです。

　ここでちょっと気になるのが、「人の細胞は例外を除き……」というところです。では、例外の細胞、ミトコンドリアという発電所を持たない細胞とはどのような細胞なのでしょうか？　あえて、"たくさんの電気エネルギーを使うことをやめた細胞"が体の中に存在するということです。それが"赤血球"です。赤血球は血液に含まれる細胞の一種であり、酸素を運ぶ役割を担う細胞です。

　赤血球については、補講１回目04「特殊な細胞赤血球」で詳しくお話しするので、その前に、細胞における電気の蓄え方について見ておきましょう。

## *Column*

### むし歯の話に赤血球が関わってくる理由

　本書は「むし歯のしくみ」を解説している本なのに、なぜ赤血球の話が出てくるのでしょうか？

　１時限目、２時限目で、「歯を溶かす乳酸の発生源は、むし歯菌だと決めつけてきた」というお話をしました。しかし、赤血球はむし歯菌と同じ乳酸を常に排泄しています。

　むし歯菌は"乳酸産生菌"ですが、赤血球は"乳酸産生細胞"です。私たちの細胞でも、代謝のしかたによって乳酸を出す、出さないの2パターンがあるということが、これからお話しする内容で重要になってきます。

補講1回目

# 発電された電気エネルギーはバッテリーに蓄えられる

## 03

〜 "バッテリー ＝ ATP" というしくみ〜

## 細胞はどうやって電気エネルギーを使うのか？

　細胞には、体に必要な物質をつくったり、あるいは不要になったものや細胞の働きを阻害する老廃物などを分解したり排泄したりと、さまざまな機能を持った装置やしくみがあります。この機能を動かすために、電気エネルギーを使っています。住宅ならコンセントにつなげば、テレビやパソコンといった電化製品を動かせますが、細胞ではどのようなしくみになっているのでしょうか？

　細胞には、電化製品のようにコンセントはありません。そこで、**電気エネルギーを小さなバッテリー（充電池）のようなものに蓄えることで、必要なときに必要な場所に電気エネルギーを送れるようになっています。この細胞内のバッテリー（充電池）のような物質を "ATP"** といいます。

## 細胞の電気エネルギーが蓄えられるしくみ

　ここから少し難しくなりますが、がんばって読んでみてください。

　**細胞内のバッテリー（充電池）は、アデノシンという物質にリン酸という物質を " 力を掛けてくっつける "** ことでエネルギーを蓄えます。ミトコンドリアでは、アデノシン2リン酸（ADP）にエネルギーを使ってリン酸を無理やりくっつけて、アデノシン3リン酸（ATP）にすることで

補講1回目　細胞はどのようにエネルギーをつくっているのか

補講1回目

電気のエネルギーを蓄えます。

　**ADPとATPの違いは、リン酸が2個ついているか3個ついているかの違いです。このリン酸が1個余分にくっつくことで、エネルギーが蓄えられています。**これを"高エネルギーリン酸結合"と呼んでいます。

　わかりにくかったかもしれないので、少し噛み砕いてみます。文字だけだとどうしてもイメージしにくいので、次頁の図と照らしあわせながら読み進めてください。

　私たちの細胞は、活動するためにエネルギーを必要とします。このエネルギーは、ATPからリン酸が1個外れてADPになるときに放出されるエネルギーを使っています。逆に、ADPからATPへリン酸（P）がひとつ余分にくっつくには、エネルギー（力）が必要になります。リン酸とリン酸の間には、エネルギーの"バネ"があります。ADPからATPにするときに、バネを縮めてリン酸とリン酸をくっつける（結合する）ことで、ATPにはバネのエネルギーが蓄えられます。

　このリン酸とリン酸の結合がハサミで切られると、縮まっていたバネの力が一気に解放され、力が発生します。つまり、エネルギーが放出されます。このエネルギーを使って、細胞は機能しているのです。私たちが、運動したり考えたりするときに必要なすべてのエネルギー源がこのエネルギーです。

　もう少し加えると、**バッテリーの電気が少ない状態をADP、バッテリーが満タンの状態がATPというイメージ**です。リン酸に電気のエネルギーを蓄えて、電気のエネル

補講1回目

# 発電された電気エネルギーはバッテリーに蓄えられる 03

## ～"バッテリー＝ATP"というしくみ～

### 細胞はどうやって電気エネルギーを使うのか？

　細胞には、体に必要な物質をつくったり、あるいは不要になったものや細胞の働きを阻害する老廃物などを分解したり排泄したりと、さまざまな機能を持った装置やしくみがあります。この機能を動かすために、電気エネルギーを使っています。住宅ならコンセントにつなげば、テレビやパソコンといった電化製品を動かせますが、細胞ではどのようなしくみになっているのでしょうか？

　細胞には、電化製品のようにコンセントはありません。そこで、電気エネルギーを小さなバッテリー（充電池）のようなものに蓄えることで、必要なときに必要な場所に電気エネルギーを送れるようになっています。この細胞内のバッテリー（充電池）のような物質を"ATP"といいます。

### 細胞の電気エネルギーが蓄えられるしくみ

　ここから少し難しくなりますが、がんばって読んでみてください。

　細胞内のバッテリー（充電池）は、アデノシンという物質にリン酸という物質を"力を掛けてくっつける"ことでエネルギーを蓄えます。ミトコンドリアでは、アデノシン2リン酸（ADP）にエネルギーを使ってリン酸を無理やりくっつけて、アデノシン3リン酸（ATP）にすることで

補講1回目　細胞はどのようにエネルギーをつくっているのか

補講１回目

電気のエネルギーを蓄えます。

ADP と ATP の違いは、リン酸が２個ついているか３個ついているかの違いです。このリン酸が１個余分にくっつくことで、エネルギーが蓄えられています。これを“高エネルギーリン酸結合”と呼んでいます。

わかりにくかったかもしれないので、少し噛み砕いてみます。文字だけだとどうしてもイメージしにくいので、次頁の図と照らしあわせながら読み進めてください。

私たちの細胞は、活動するためにエネルギーを必要とします。このエネルギーは、ATP からリン酸が１個外れてADP になるときに放出されるエネルギーを使っています。逆に、ADP から ATP へリン酸（P）がひとつ余分にくっつくには、エネルギー（力）が必要になります。リン酸とリン酸の間には、エネルギーの“バネ”があります。ADPから ATP にするときに、バネを縮めてリン酸とリン酸をくっつける（結合する）ことで、ATP にはバネのエネルギーが蓄えられます。

このリン酸とリン酸の結合がハサミで切られると、縮まっていたバネの力が一気に解放され、力が発生します。つまり、エネルギーが放出されます。このエネルギーを使って、細胞は機能しているのです。私たちが、運動したり考えたりするときに必要なすべてのエネルギー源がこのエネルギーです。

もう少し加えると、バッテリーの電気が少ない状態をADP、バッテリーが満タンの状態が ATP というイメージです。リン酸に電気のエネルギーを蓄えて、電気のエネル

78

## ❏ ADPとATPからエネルギーが生まれるしくみ

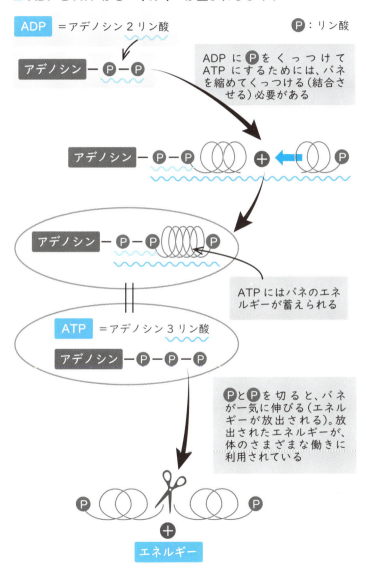

補講１回目

ギーが必要なところで ATP という充電池からエネルギー
を取り出して使います。**細胞での電気エネルギーは、ATP
の形でやり取りされています。**

## 発電システムと充電方法についてのまとめ

　ここまでのお話しを簡単にまとめると、次のようになり
ます。

　細胞における発電方法は次の２つでした。

❶「発酵」という装置（しくみ）を使う発電方法

❷「ミトコンドリア」という装置を使う発電方法

| 特徴 | ❶発酵 | ❷ミトコンドリア |
|---|---|---|
| 酸素 | 不要（あってもなくても） | 絶対に必要 |
| 発電量 | とても少ない | とても多い（発酵の17倍） |
| 速度 | とても速い | やや遅い |
| しくみ | とても単純 | とても複雑 |
| 廃棄物 | 乳酸 | 二酸化炭素（$CO_2$）・水（$H_2O$） |
| 廃棄物の毒性 | あり | なし（体には有用） |
| 材料 | 糖 | 糖・脂肪・たんぱく質（アミノ酸） |

そして、細胞内のバッテリーに充電するには、ADP から ATP をつくる必要があります。

・ADP は充電池の電気が空っぽに近い状態
・ATP は充電池の電気が満タンの状態
・発酵では、ADP から ATP へ超急速充電できるが（ミトコンドリアの約 100 倍の速度）、効率が悪く（少量しかできない）、廃棄物として乳酸が発生する
・ミトコンドリアでは、ADP から ATP へゆっくりした充電になるが、とても効率がよく（大量生産できる）、廃棄物が出ないばかりか、最終的にできる二酸化炭素は細胞の代謝を活性化する作用を持つ

　生物学などでは、ATP のことを"エネルギー通貨"と呼んだりします。ATP は細胞のエネルギーに関わる言葉として頻繁に出てくるので、簡単に「満タンの充電池のようなもの」として覚えておいてください。

　さて次節では、私たちの細胞の中にあるちょっと特殊な赤血球という細胞を掘り下げます。赤血球はあえてミトコンドリアを捨てて、発酵を行う細胞です。呼吸という観点から赤血球を見ていきましょう。

補講 1 回目

# 04 特殊な細胞 "赤血球"

## ミトコンドリアが呼吸によって行う発電は
## 超クリーンな完全燃焼

　補講 1 回目 02「発酵とミトコンドリア 〜細胞が持つ 2 つの発電システム〜」でお話ししたとおり、私たちの細胞にはもともと発酵機能が備わっています。後にミトコンドリアと共生するようになって、酸素と発酵の経路を利用したミトコンドリアによる発電ができるようになりました。

　**発酵による発電では、酸素を必要としません**。つまり、"酸素を吸う＝呼吸"を必要としません。原始的な発電方式である発酵は、効率が悪く乳酸というゴミを出す、いわゆる不完全燃焼の状態です（次頁図左・右❶）。

　発酵はもともと私たちの細胞が備えていた経路なので、私たちの細胞はブドウ糖という糖をエネルギー源として利用するときは、必ず発酵経路の入り口から入っていきます。ブドウ糖が発酵経路に入ってからは、酸素があるかないかが重要になります。

　酸素が欠乏している状態では発酵が最後まで進んで、ブドウ糖は乳酸になり最後はゴミになります（次頁図右❶）。

　酸素が十分にある状態では、発酵過程の途中のピルビン酸の段階でミトコンドリアに入っていくことができます（次頁図右❷）。そうすれば酸素を利用して糖を完全燃焼させることができ、最後は二酸化炭素と水になります。つま

り、ミトコンドリアが酸素を吸って二酸化炭素を出す呼吸によって、糖は完全燃焼されることになります。

## 赤血球と赤血球以外の細胞の発電システムの違い

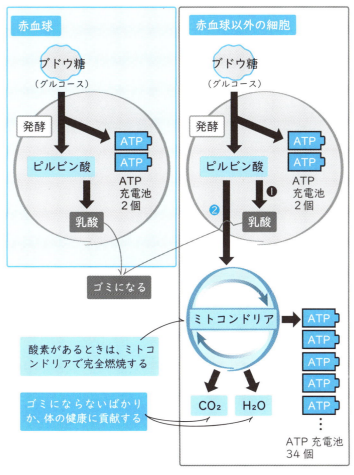

　ここで重要なのは、ブドウ糖がミトコンドリアで利用さ

補講1回目

れるときも、必ず発酵経路を通るということです。発酵が最後まで進むと最終廃棄物の乳酸になってしまいますが、乳酸になる一歩手前のピルビン酸のところでミトコンドリアが発酵過程の糖を回収できれば、酸素を使って（ミトコンドリアの呼吸によって）完全燃焼させることができるのです。

## 人が呼吸をするのはミトコンドリアのため

　私たちは、普段、何も意識せずに空気を吸ったり吐いたりしていますが、この**肺を使う呼吸はミトコンドリアの呼吸のためにしています**。

　私たちがもし水の中に落ちてしまったら、息を吸うことができず苦しくなります。そのまま水の中で呼吸できなければ、窒息して死んでしまいます。では、なぜ呼吸できない状態、つまり窒息したら死んでしまうのでしょうか？

　答えは、**ミトコンドリアに酸素を届けることができなくなるから**です。ミトコンドリアによる発電が停止してしまうと、私たちの細胞が機能を維持するのに必要な電気エネルギーが不足し、細胞が十分に働けなくなって体の機能を維持できなくなり、私たちは死んでしまいます。

　窒息という状態に1番弱いのは心臓です。心臓は体中に血液を送り続けるのに、常に強力な筋肉（心筋）でポンプ機能を動かし続けなくてはならないので、たくさんのエネルギーを必要とします。酸素が不足して心臓のポンプの働きが止まるということは、すなわち死を意味するのです。

84

## 赤血球はほかの細胞のために呼吸をしなくなった

　ミトコンドリアは人が生きていくうえでなくてはならない発電所ですが、補講1回目02「発酵とミトコンドリア〜細胞が持つ2つの発電システム〜」の最後で、例外を除くすべての細胞でミトコンドリアを持っているとお話ししました。

　では、その例外は何かというと、それが本節のテーマである赤血球です。**赤血球は血液の中に存在して、体の隅々まで酸素を届ける細胞**です。**赤血球は、たくさんの電気エネルギーを生み出すミトコンドリアという発電所をあえて持たない細胞**です。

　赤血球細胞は、細胞の赤ちゃんの状態（未熟な状態）から大人の状態（成熟した状態）へ成長する途中で、赤血球の中にあるミトコンドリアを追い出してしまいます。なぜ追い出してしまうのかというと、ミトコンドリアは発電のためにたくさんの酸素を使うからです。

　赤血球は、酸素を運ぶための細胞です。**酸素を運ぶ役割があるので、自らのミトコンドリアが呼吸をして酸素を消費することを避けるために、自己犠牲の精神でミトコンドリアを追い出し、酸素を運ぶ役割に徹しています。**

　赤血球は呼吸（酸素）を必要とせず、発電量が少ない発酵という経路だけでエネルギーを産生し、そのわずかなエネルギーだけで、自分（赤血球）以外の細胞のために酸素を運搬する役を買って出て働いています。

　赤血球は、そんなとても健気な細胞なのです。

補講1回目

## 赤血球は常にゴミ（乳酸）を生む

　赤血球は自己犠牲の精神で、ミトコンドリアを捨てました。**そのために赤血球は常に"ブドウ糖を不完全燃焼させる"こととなり、燃えカスとして常に"乳酸というゴミ"を出しています**（前項図）。

　燃えカスである"乳酸"のことは、筋肉疲労などでよく耳にしたことがあるかと思います。長時間激しい運動をすると筋肉に十分な酸素がいかなくなり、筋肉の細胞が発酵によって発電をすることで、燃えカスである乳酸を産生します。このように、体の中では常に老廃物である乳酸がある程度産生されています。**乳酸は、筋肉においては筋肉痛や疲労の原因となるように、蓄積すると細胞の機能と構造に著しく障害を与えます**。こうした乳酸は、血流で肝臓に運ばれて再び糖に再生されたりして処理されます。

　ここで、むし歯を思い出してください。現代歯科では、「むし歯は、むし歯菌が砂糖から乳酸を産生し、その酸がプラークの中に溜まって歯が溶かされる」としています。

　乳酸は歯にとって大敵です。歯の中にある歯髄という部分には、実は赤血球以外にも乳酸を産生する細胞たちが生活しています。**歯の中の細胞が健全であれば、体のしくみと同じように、歯の中で産生された乳酸は歯の中できれいに処理されます**。このあたりは3時限目でお話しします。

補講1回目

# 05 むし歯菌も赤血球も同じように乳酸を出す

## むし歯菌も赤血球も同じように糖を発酵させて乳酸を出している

細菌であるむし歯菌は、もともとミトコンドリアを持っていません。赤血球と同じように、糖を発酵させて電気エネルギーを産生しています（次図）。

□ むし歯菌も赤血球も乳酸（おしっこ）を出すのは同じ

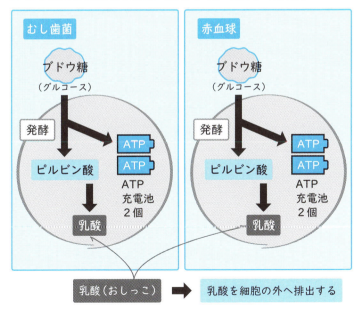

むし歯菌も赤血球も同じように糖を発酵させて乳酸を出している

補講1回目　細胞はどのようにエネルギーをつくっているのか

補講1回目

　現代歯科学の教科書では、「歯を溶かす原因となる乳酸はむし歯菌が産生する」と断言していますが、実際は私たちの細胞も乳酸を産生するという、まったく同じことをやっています。なぜ、このことが触れられてこなかったのかは甚だ疑問です。

　細胞が健全であれば、細胞は全体で協調して私たちの体をいつも健全に保ってくれています。通常は、歯を病的に溶かしたりして自分の体を壊すようなことはしません。よほどのことがないかぎり、私たちの細胞はむし歯菌と同様に、"過剰に糖を発酵"させて体を壊すようなことはしないのです。

　実は、この"よほどのこと"こそが、巷でいわれている健康情報を「健康にいいと思って続けてしまうこと」です。現代医学ではこのことを隠して、むし歯菌のみを歯虫の犯人として、病原体仮説のみを妄信して突っ走っているということなのです。

# 3
時限目

## 歯の中は、見事な小社会を形成している

3時限目では、次のことを学びます。
歯の健康を維持するのは、歯の内部にある"歯髄"という組織です。歯髄という特殊な空間における細胞の社会構造と「なぜ歯髄がむし歯をつくるのか」という基礎を理解します。

❶象牙質は単なるカルシウムの塊ではなく、たくさんの細胞（象牙芽細胞）が存在し、象牙芽細胞は象牙質を養っている

❷歯髄にもいろいろな種類の細胞が生活しているが、特徴的なのが赤ちゃん細胞の"歯髄幹細胞"と大人の細胞の"象牙芽細胞"の共存関係

❸赤ちゃん細胞と大人の細胞の大きな違いは、「わざとエネルギー量を少なくしている幹細胞」なのか「たくさんのエネルギーが必要な象牙芽細胞」なのかということ

❹その違いは、糖を発酵させるのかミトコンドリアを使うのかの違い

❺大人細胞と赤ちゃん細胞が上手に共存し、厳しい歯髄という閉鎖空間を見事に「持続可能な社会」にしている

3時限目

# 01 歯髄のしくみ

## むし歯は"歯髄"を含めた歯全体、体全体で見る

　歯の内部は空洞になっていて、この空洞の中に痛みを起こす神経があります（次々項「歯髄はほぼ閉鎖空間」の図「歯の断面図」）。実際は空洞ではなく、神経のほかにも血管やさまざまな細胞があって、この組織を"歯髄"と呼び、体のほかの部分と同じように生きています。

　歯髄は生きているので、ただ痛みを感じるだけではなく状況にあわせて常に多彩な反応をして、歯を健全に維持する働きをしています。歯は、硬いエナメル質や象牙質だけでなく歯髄も含めて"歯"を形づくっています。むし歯は歯の病気なので、本来は歯の内部構造である歯髄も含めて考察しなければなりません。しかし、現在の歯科は、すべての悪の原因をむし歯菌に押しつけて、自分の体の外からの要因である"菌"だけに目を向けています。さらに、それを誰も不思議と思わないほど"病原体仮説"の刷り込みがされています。

　歯髄という歯を養っている細胞が生活する場を考えずに、歯髄を含めて"歯全体""体全体"を見ることをしていません。全体を見ることなく、とにかく細分化して敵をやっつけることだけに専念する現代医学の悪い癖であり、思考を不要とするシステムなのです。結果（症状）に対して、決められた方法で対症療法をするだけです。歯でいえ

ば、「溶けて穴が開いたら、大きく削り取って人工物で詰めて終わり」ということです。「原因は歯についた汚れ（菌）と砂糖の摂りすぎ」とぐらいに言っておけばいいのです。

歯科医は人それぞれの原因を考える必要がなく、機械的にできるので効率的といえば効率的なのですが……。

## 歯髄は小社会を形成している特殊な場所

ここから、本題の歯髄について見ていきます。

歯髄の中は、**性質（細胞が行う仕事）が異なる細胞同士が、歯髄腔という狭い空間で上手に共存する小社会を形成して、歯髄の中をクリーンで健全な状態に保っているとても面白い"場"**です。

その共存関係は、ミトコンドリアが糖をエネルギー源としてエネルギーを産生する状態である"糖のエネルギー代謝"の機能に障害が起きることで壊されていきます。共存関係が壊れ、歯髄の中が"発酵"することで腐敗してしまうと、歯は内部から崩壊して大きなむし歯をつくってしまいます（次頁図）。この腐敗を防いで歯を健全に保っているのが、"糖のエネルギー代謝"です。そのしくみをじっくり見ていきます。

歯髄の中の細胞の営みを紐解いていくと、実は、**むし歯菌は深いむし歯にそれほど関係なく、すべては細胞の生活環境の悪化によるもの、つまり自分の体の細胞が"生活苦"によってやむを得ず歯を壊してしまう**ということがはっきりしてきます。つまり、むし歯の原因も病原体仮説ではなく宿主説なのです。

3時限目

## □ 歯髄が病気になると細胞が歯虫に化ける

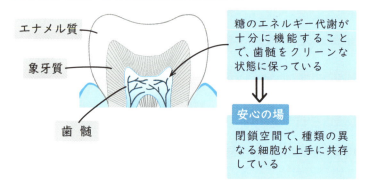

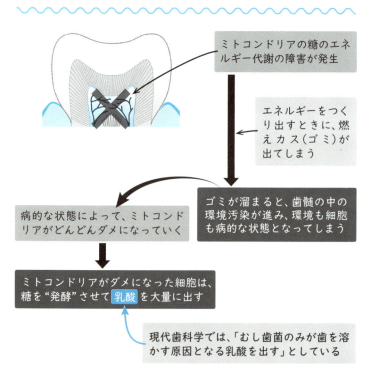

2時限目でお話ししましたが、大昔、むし歯は歯の中に住む伝説上の虫である"歯虫"によって歯が溶かされてできるものと信じられていました。現代では、この歯虫の虫は"むし歯菌"に置き換わって信じられています。

今度は代謝を紐解いてみると、真の歯虫は歯髄の中にいることがわかってきます。つまり、「**歯髄の中の細胞が生活苦によって歯虫に変わった**」ということだったのです。

まずは、なぜ歯髄の中の細胞が歯虫に代わるのかを理解するために、健全な状況下では持続可能な小社会を営んでいる「歯の中の"歯髄"」を覗いてみましょう。

## 歯髄はほぼ閉鎖空間になっている

歯の中の歯髄には生きている細胞があるので血管が通っています（次頁図）。

この血管は、歯根の先に開いたとても細い穴"根尖孔"を通過して歯髄の中と行き来しています。この根尖孔は、狭いところで0.3mmほどの針の先のような小さい穴です。髪の毛の平均的な太さが約0.1mmといわれているので、血管や神経が出入りする根尖孔は、髪の毛3本分ほどです。この狭い根尖孔が、歯髄への血管、神経の出入口となっています。

歯髄は、血管の出入口の根尖孔以外は象牙質にしっかり囲われているので、ほぼ閉鎖空間です。体の中でもかなり特殊な場所で、内部と外との"出入り"がとても大変で血液が届きにくく老廃物も排泄されにくい場所です。

3時限目

□ 歯の断面図

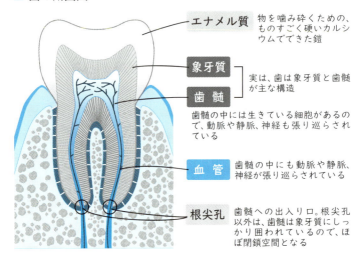

歯髄は体の中でも、血液が滞りやすいかなり特殊な場所です。血液の流れが悪いということは、血液からの酸素の供給がとても不足しやすい場所だということです。つまり「常に酸欠と隣りあわせの場」が歯髄という場所の特徴です。**細胞が窒息しやすい（酸素が常に少ない）場所が、歯の内部にある歯髄**だということを覚えておいてください。

## 歯髄の中には高酸素エリアと低酸素エリアがある

酸素欠乏になりやすい歯髄ですが、体はうまくできていて、その歯髄の中でも、かぎられた酸素を届ける優先順位をつけています。

血液が通る管、血管には動脈と静脈があります。動脈は心臓から血液が送られてくる血液の管で、静脈はＵター

ンして心臓に血液が帰る管です（右図）。

□ **動脈と静脈のしくみ**

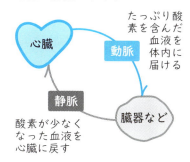

歯髄にも血管があり、動脈も静脈もあって、歯髄の中でエリア分けがあります。動脈は酸素が多いので、動脈が多いエリアは酸素が豊富にあります。動脈が多いのは、歯髄の外側となる象牙質と接するエリアです。静脈は酸素を運んだあとの血液が通るので、酸素が少なくなります。静脈が多いのは、歯髄の中心部のエリアです（次図）。

□ **歯髄の中の動脈と静脈のエリア**

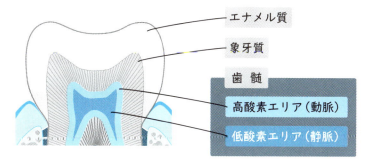

歯髄に酸素の多いエリアと酸素の少ないエリアが存在していることで、より酸素が必要な細胞は歯髄の外側、酸素がないほうが居心地のいい細胞は内側が生活エリアになっ

ています。次のように、ミトコンドリアがよく働く必要が
ある細胞（象牙芽細胞：次節02「象牙芽細胞のしくみ」）
は外側エリア、ミトコンドリアがあまり働いてほしくない
細胞（歯髄幹細胞：次々節03「歯髄におけるもうひとり
の主役、赤ちゃん細胞（歯髄幹細胞）のしくみ」）は内側
エリアが生活エリアになっています。

| 外側エリア（高酸素エリア） | 内側エリア（低酸素エリア） |
|---|---|
| ミトコンドリアがよく働く必要がある細胞 → 象牙芽細胞 | ミトコンドリアがあまり働いてほしくない細胞 → 歯髄幹細胞 |

## 歯髄の中の主役は、象牙芽細胞と歯髄幹細胞

　炎症のない歯の神経を抜き取る処置をすると、繊維状の
細長い塊が取れます。この細長い繊維の塊が虫のように見
えるので、大昔、これが"歯虫"と認識されて、むし歯は
歯虫がつくるという伝説が生まれたのではないかという説
もあります。

　繊維状の塊の正体はコラーゲン繊維です。歯髄はコラー
ゲン繊維が多い場所で、そのコラーゲン繊維の間で細胞が
生活しています。住んでいる細胞は主に、象牙芽細胞、線
維芽細胞、歯髄幹細胞、免疫細胞などです。

　その中で、本書で主役となるのは、"象牙芽細胞"と"歯
髄幹細胞"です。**象牙芽細胞は、象牙質を養っている細胞**
です。**歯髄幹細胞は、さまざまな細胞に変身していける能
力を持つ細胞**です。それでは次節で、象牙芽細胞について
詳しく見ていきます。

3時限目
# 02

# 象牙芽細胞のしくみ

## 象牙芽細胞が歯を守る

　象牙芽細胞とは、その名のとおり象牙質にあって、**象牙質をつくることができる細胞**です。象牙芽細胞は、楽器のマラカスのような形をしています。マラカスの柄にあたる細胞が延び出た部分のことを、「**トームス突起（象牙芽細胞突起）**」と呼んでいます。象牙芽細胞は、この突起の周りにコラーゲン繊維とカルシウム（ハイドロキシアパタイトとリン酸カルシウム）を巻きつけるような形で石灰化させて、象牙質をつくっています（次図）。

□ **象牙質の断面図**

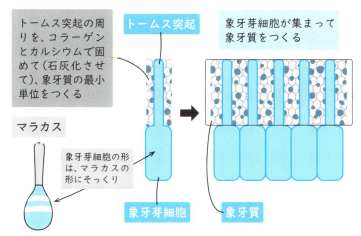

3時限目　歯の中は、見事な小社会を形成している

象牙質は、象牙芽細胞のトームス突起と、その突起の周りの石灰化したものが、ものすごくたくさん横に並んだ構造物となっています（前頁図）。

　象牙芽細胞の本体（マラカスの丸い部分）は歯髄の外周、つまり象牙質の内側にびっしりと並んでいます。象牙芽細胞はまるでラグビーのスクラムのように、互いに結合した状態になっています（次図）。

□ **象牙芽細胞はスクラムを組んで防御壁（バリア）をつくり、歯髄と象牙質を守る**

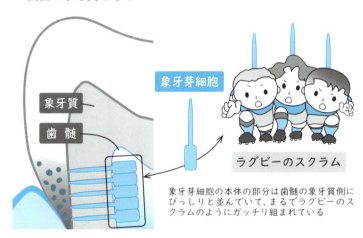

象牙芽細胞の本体の部分は歯髄の象牙質側にびっしりと並んでいて、まるでラグビーのスクラムのようにガッチリ組まれている

　象牙芽細胞の本体の部分（マラカスでいうと音が鳴る部分）は、歯髄内で互いに接合してバリアをつくっています。象牙芽細胞たちがガッチリとスクラムを組むことで、歯髄の内部を守る"細胞の壁"をつくっています（次頁図）。

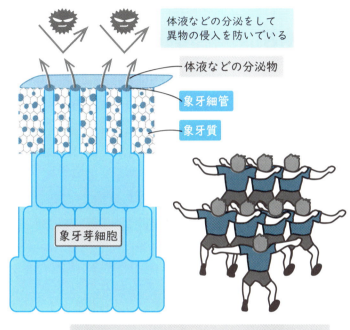

ラグビーのスクラムのようなバリアをつくっている

　象牙質には無数のトームス突起が貫通していて、象牙質はたくさんの管状の穴が開いたようになっています。この**トームス突起が入っている管のことを、"象牙細管"と呼んでいます**。象牙芽細胞は、象牙細管をトームス突起で"栓"をして、さらに象牙質を養う体液を歯髄の外側に向けて象牙細管を通して分泌しています。象牙細管から体液を外へ流すことで、外からの細菌などの異物の侵入も防いでいます。**この"栓"と"壁（バリア）"で、外から細菌**

3時限目

などが歯髄内に入り込んだり、歯髄の中の体液が外に駄々漏れしないようになっています。

象牙芽細胞は、象牙質を養ったり防御役を果たしたりと、重要な役目を担っています。その役目を果たすためには、たくさんのエネルギーが必要です。そのエネルギーをミトコンドリアがつくっているわけです。ですから、象牙芽細胞がスクラムを組んでいる歯髄の外周エリアには動脈を優先的に配置し（高酸素エリア）、たくさんの酸素を必要とするミトコンドリアを抱える象牙芽細胞に、優先して動脈の血液を運んでいます（3時限目01「歯髄のしくみ：歯髄の中には高酸素エリアと低酸素エリアがある」の図「歯髄の中の動脈と静脈のエリア」）。

## 象牙芽細胞が死ぬと象牙質はとてももろくなる

象牙芽細胞は、ミトコンドリアから得られるたくさんのエネルギーを必要としています。このエネルギーが不足すると、さまざまなストレスに耐えきれずに、象牙芽細胞は機能障害を起こし死滅してしまいます。象牙芽細胞が死んでしまうと、象牙質と歯髄との間のバリアが失われてしまいます（次頁図）。

象牙芽細胞が死んでしまうと、象牙細管をふさいでいたトームス突起もなくなってしまうので、象牙質は穴や管だらけでスカスカな構造になり、歯髄と外界はフリーな状態で行き交うことができるようになってしまいます。

象牙芽細胞が死んだり障害を受けたとしても、健全な歯髄の環境であればすぐに別の新しい細胞に置き換わって象

## ◻ 象牙芽細胞はミトコンドリア発電が止まると死んでしまう

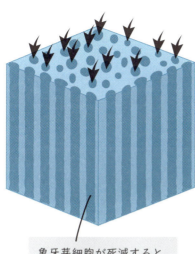

象牙芽細胞が死滅すると、象牙質は穴だらけのスカスカな状態となる

 **象牙芽細胞**

象牙芽細胞のミトコンドリア発電が止まってしまうと、歯にとって1番大事な象牙質の健康が損なわれてしまう

象牙芽細胞が死んでしまうと、象牙細管の"栓"がなくなってしまうことで、さまざまな物質が好き勝手に入り込んでしまう

↓

リーキーな状態の象牙質という意味で、リーキーデンティンとなってしまう

牙質を守ります。しかし置き換わり（再生）がうまくいかないと、**歯の外側と内側は象牙細管を通して素通りの状態となってしまい、さまざまな菌や物質、液体が自由に通り抜けてリークして（漏れて）いく、リーキーな状態となってしまいます。**このリーキーな状態（私はこの状態をリーキーデンティンと名づけました）になりはじめると、象牙質や歯髄を健全に保つことが難しくなってしまいます。

3時限目

# 03 歯髄におけるもうひとりの主役、赤ちゃん細胞

## ～赤ちゃん細胞＝歯髄幹細胞～

### 幹細胞はいろいろな臓器の細胞に分化できる

　山中伸弥教授（京都大学 iPS 細胞研究所名誉所長）の功績で有名になった"iPS 細胞"とは、"人工多能性幹細胞"といいます。この幹細胞は未熟な細胞で、成熟していくといろいろな臓器の細胞に分化でき、また未熟な状態で分裂を無限に繰り返すことができる細胞です。

　簡単にいうと、「幹細胞は細胞の赤ちゃん」です。赤ちゃん細胞である幹細胞は、成長（成熟）するとさまざまな臓器の細胞に変化することができます。幹細胞が自分とは違う細胞に変化する能力のことを"分化"といいます。

　たとえば、肝臓の細胞が死んでしまったら、死んだ細胞の穴埋めのために赤ちゃん細胞（幹細胞）が呼ばれてやってきます。赤ちゃん細胞はこの時点ではまだ肝臓の機能を持っていませんが、周りの肝臓の細胞たちにあわせて成熟していくと、肝臓の細胞として周りの細胞たちと協調して肝臓に見あった形や機能を持って働くことができるようになります。

　また、赤ちゃん細胞（幹細胞）のもうひとつの特徴として、分裂を無限に繰り返すことができます。分裂とは、自分そっくりの分身をつくる、つまり自分のコピーをつくることです。

　赤ちゃん細胞（幹細胞）は、死んだ細胞の穴埋めのため

に呼ばれたらその場所に行って大人になりますが、このときに、**自分のコピーをつくってから呼ばれた場所に飛んでいきます**。これは、赤ちゃん細胞がすべていなくなっては困るからです。分身の術を使って、ひとりはその場に残って赤ちゃんの状態を保ちます。もうひとりは必要とされる場所に派遣されて成熟し、その場の細胞に変化します。"分化"と"分裂"の能力が、赤ちゃん細胞（幹細胞）には備わっているのです。

◻︎ **赤ちゃん細胞（幹細胞）のしくみ**

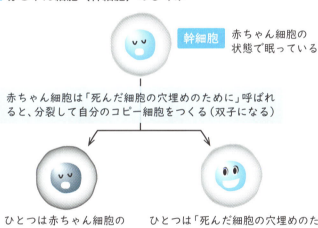

赤ちゃん細胞（幹細胞）の特徴は、冬眠のような状態で代謝を落として未熟さを保ち、無限に分裂を繰り返す（自分のコピーをつくりまくる）ことができることです。つまりストレス環境にとても強く、酸素が欠乏しても最後まで

3時限目

生き抜くことができる性質を持っているということです。

　幹細胞の性質は、がん細胞ととても似ていますが、幹細胞とがん細胞の大きな違いは協調性を持っているかいないかです。**必要に応じて（協調性を持って）分裂するのが幹細胞、無秩序に分裂していくのがガン細胞**です。

## " 歯髄バンク " という試み

　歯髄の中にいる歯髄幹細胞は **" 多能性幹細胞 "** と呼ばれ、さまざまな組織や臓器に分化できる能力を持った細胞です。多能性幹細胞がたくさん存在する歯髄を保存して、再生医療に生かそうという研究や取り組みが盛んに行われています。それが、骨髄バンクならぬ **" 歯髄バンク "** です。生え変わりで抜ける乳歯の歯髄や、抜歯した歯の歯髄の幹細胞を保存しておこうという取り組みです。

　誰かの治療や医療の研究のために寄付することもできますし、家族や子どものために預けておくという試みもされています。こういった再生医療に使う幹細胞の研究が歯髄に対して盛んに行われていることからもわかるように、**歯髄は幹細胞が豊富な場所**です。

## ☐ 赤ちゃん細胞（歯髄幹細胞）を使った実用研究例

- 皮膚再生(やけど)
- 軟骨再生
- 心不全
- GVHD(移植片対宿主病)
- 脳梗塞
- 脊髄損傷
- パーキンソン病
- アルツハイマー病
- 脳性麻痺
- 糖尿病
- 肝不全
- 腎不全
- 心筋梗塞
- 白内障
- 歯周病　etc.

3時限目

04

# 歯髄の中で「赤ちゃん細胞の ままでいる」ために必要なこと

## ミトコンドリアがエネルギーの産生をはじめると 幹細胞は成熟する

歯髄の中で「赤ちゃん細胞のままでいるため」ということは、「歯髄幹細胞の状態を保ったまま、細胞が成熟せず（大人にならず）に赤ちゃんの状態で生きている」ということです。

私たちが年齢を重ねても歯髄が病的な状態でなければ、歯髄の中の歯髄幹細胞は、一生涯、赤ちゃん細胞のままでいます。

ではどのようにして、歯髄幹細胞は赤ちゃんの状態（未熟な状態）を保っているのでしょうか？

細胞が成熟していろいろな機能を働かせるためには、たくさんのエネルギーが必要になります。ですから、ミトコンドリアが働き出してたくさんのエネルギーをつくり出すと、それにあわせて細胞は成熟します。

補講1回目の復習になりますが、ミトコンドリアが働き出してたくさんのエネルギーをつくり出すために、細胞にはエネルギーを産生するシステムとして次の2つがあります。

❶ 発酵
❷ ミトコンドリア

3時限目

補講1回目02「発酵とミトコンドリア ～細胞が持つ2つの発電システム～」でお話ししたように、発酵よりもミトコンドリアで生み出すエネルギーのほうが、17倍も大きい量になります。赤ちゃん細胞の中のミトコンドリアでたくさんのエネルギーがつくられると、幹細胞であることを捨てて成熟していきます。赤ちゃん細胞では、ミトコンドリアがしっかり稼働しはじめると成熟開始のスイッチがオンになるわけです。

　では歯髄の中で、赤ちゃん細胞（歯髄幹細胞）が未熟な状態をキープするためにはどうしたらいいのでしょうか？

　実は、赤ちゃん細胞はミトコンドリアを意図的に"停止"させているのです。ミトコンドリアがつくり出すエネルギーの量を抑えて、主にエネルギーは発酵に頼り、産生されるエネルギーの量を極端に低下させることで赤ちゃん細胞が成熟するスイッチが押されないようにして、未熟な状態を保つようにしています。

　これが、歯髄幹細胞が赤ちゃんの状態を保つために、ミトコンドリアが使える状況下であっても、あえてエネルギーの発電方法を"発酵"に切り換えて、歯髄幹細胞が成熟しないようにずっと未熟さを保ち続ける手法です。このように、細胞が状況に応じ代謝の方法を自在に変えることを"代謝リプログラミング"と呼びます。歯髄幹細胞は、代謝リプログラミングを"HIF（低酸素誘導因子）"という物質を使って行っています。HIF（低酸素誘導因子）については、補講3回目でお話しします。

## 常に酸欠状態の歯髄の中心部は
## 歯髄幹細胞にとって "ゆりかご"

3時限目01「歯髄のしくみ：歯髄の中には高酸素エリアと低酸素エリアがある」でお話ししたように、歯髄の中は、外側（高酸素エリア）にいる象牙芽細胞には優先的に血液が供給され、酸素を豊富に受け取れるようになっています。それ以外の、特に酸素の少ない静脈の血液が多い歯髄の中心部分（低酸素エリア）では、とても酸素の供給が少ない状態になります。

この酸素が少ない状態、酸欠状態の場所をうまく利用しているのが、赤ちゃん細胞である歯髄幹細胞たちです。

赤ちゃん細胞である歯髄幹細胞は、ミトコンドリアでたくさんのエネルギーが供給されると、その豊富なエネルギーをきっかけに分化（成熟）して大人になってしまいます。つまりミトコンドリアに豊富な酸素が供給されて、ミトコンドリアでたくさんの電気エネルギーがつくられてしまうと、さまざまな機能が働きだして、赤ちゃん細胞は成熟して大人の細胞になってしまいます。

**赤ちゃん細胞である歯髄幹細胞は、未熟な状態を保つために、あえて"低エネルギーのまま"を維持しています。**そのために、ミトコンドリアが酸欠の状態となって働かない状態（ミトコンドリアが呼吸できない状態）のほうが都合がよく、その代わりに酸欠でも動けるエネルギー産生を行い、少ないエネルギー量をあえて保つことで「赤ちゃんのままでいられる」ようにしています。

常に"酸欠状態"である歯髄の中心部は、赤ちゃん細胞

3時限目　歯の中は、見事な小社会を形成している

の性質上とても都合がよく、まさに"ゆりかご"のような場所なのです。

## ☐ 歯髄幹細胞と象牙芽細胞では必要な酸素状態が違う

未熟な細胞
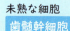

低酸素が好き

酸素が潤沢にあると、ミトコンドリアでたくさんエネルギーが産生されて成熟してしまうので、そうならないために低酸素を好む

成熟した細胞
象牙芽細胞
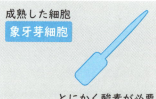
とにかく酸素が必要

象牙質を守るために働くのに、ミトコンドリアでたくさんエネルギーを産生したいので、潤沢な酸素が必要になる

# 赤ちゃん細胞は常に糖を発酵させて燃えカスを出している

3時限目 05

～燃えカス＝乳酸～

## 赤ちゃん細胞が出す"おしっこ"を上手にリサイクル

　赤ちゃん細胞である歯髄幹細胞は、閉鎖された狭い歯髄の中で低酸素エリアをうまく使って赤ちゃんの状態を一生涯保ち続けますが、ここでひとつ問題があります。

　歯髄の出入口は、根尖孔という小さな穴だけです。それゆえに、歯髄で生活する細胞が出す老廃物を歯髄の外に捨てにくいのです。お話ししたとおり、赤ちゃん細胞の歯髄幹細胞は、あえて発酵を使って赤ちゃんの状態を保っていました。この発酵によるエネルギー産生は、無酸素のような過酷な状況でもエネルギーをつくれる方式ですが、発酵で糖が不完全燃焼されると、燃えカスの"乳酸"が大量発生してしまいます。

　赤ちゃん細胞は発酵を使うために、"乳酸のおしっこ"を大量に出します。乳"酸"というぐらいなので、乳酸は細胞が生活する環境を強い酸性にします。細胞は生活環境が酸性化すると、急激に老化してしまいます。乳酸が溜まったままだと、細胞の環境を酸化させて細胞にさまざまな害を与えていきます。この赤ちゃん細胞のおしっこが歯髄内に溜まらないように、乳酸をリサイクルするのに働いているのが象牙芽細胞のミトコンドリアです。

　象牙芽細胞は乳酸のおしっこを回収し、エネルギーをつくるための燃料に再利用します。健康な象牙芽細胞は乳酸

を取り込んで、その乳酸をミトコンドリアで完全燃焼させています。酸素と糖が豊富にある環境であれば、健康な象牙芽細胞は幹細胞が排泄した乳酸を回収して、乳酸をピルビン酸に変換してミトコンドリアへ入れることで、乳酸を二酸化炭素と水とエネルギーにすることができるのです（次図）。

## ☐ 健康な歯髄の中では排泄物のリサイクルが行われている

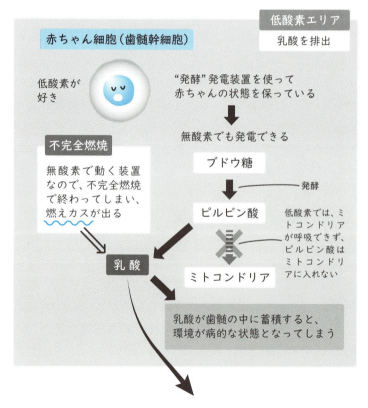

▶ 次頁図に続く

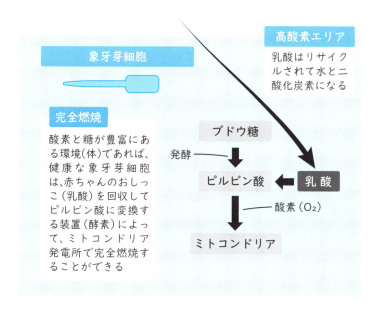

　発酵過程の途中産物であるピルビン酸は、ミトコンドリアが酸素を十分に利用することができれば燃料としてミトコンドリアに入り、完全燃焼して大量のエネルギーを産生することができます。さらに、最後は水と二酸化炭素として、ゴミにならずにクリーンに排泄されます。

　閉鎖空間である歯髄は老廃物が溜まりやすいですが、健康な歯髄の中は、赤ちゃん細胞がやむなく出してしまう乳酸のおしっこも健全な象牙芽細胞のエネルギーとして完全燃焼させて、歯髄の中の環境をとてもクリーンに保っているのです。

3時限目

## 大人細胞と赤ちゃん細胞が上手に共存し
## "持続可能な社会"を維持している

　歯はさまざまな刺激にさらされるので、象牙芽細胞にとってはとてもダメージを受けやすい場所です。象牙芽細胞はダメージによって機能的な障害を受け、場合によっては死んでしまいます。このような障害は、かなりの頻度で起きています。象牙芽細胞自身は、これ以上細胞分裂ができない成熟しきった細胞（分裂最終細胞）といわれています。ですから、象牙芽細胞がひどい障害を受けたときや死んでしまったときに赤ちゃん細胞（歯髄幹細胞）がやってきて、大人の細胞（象牙芽細胞）になるわけです。つまり、歯髄幹細胞が象牙芽細胞に成熟することで、ダメになった象牙芽細胞の代わりに新しい象牙芽細胞をつくって再生する修復が歯髄の中では頻繁に行われています。むし歯の治療で歯を削ると、そのダメージで多くの象牙芽細胞は死滅しますが、歯髄の環境が健全であれば新しい象牙芽細胞に置き換わるのに2日というスピードで再生します。

　歯髄は血管が細いので、歯髄以外の場所から赤ちゃん細胞（幹細胞）がやってくるのは難しい場所です。

　**歯髄はほぼ閉鎖された空間なので、細胞が生活するには厳しい場所ですが、成熟細胞と赤ちゃん細胞が上手に共存しています。さらにその排泄物も歯髄内で処理することで、生存に厳しい閉鎖空間で小社会を形成し、見事に歯という生命場を「持続可能な社会」にしています。この構造を維持（形態形成維持）しているのが、糖をミトコンドリアで完全燃焼させている状態、"糖のエネルギー代謝"です。**

補 講

2

# ミトコンドリアは 酸素が命

補講2回目は、まずミトコンドリアにおけるエネルギー産生のしくみを学びます。特にミトコンドリアでの酸素のふるまいはとても重要です。酸素は毒にもなる諸刃の剣です。酸素はどのように利用され、逆にどのように悪さをするのか、"電気"と"酸素"と"プーファ（多価不飽和脂肪酸）"の関係も見ていきましょう。そのことで、むし歯菌や砂糖がむし歯の真の原因ではないことがわかってくるはずです。

❶ミトコンドリアでは栄養素から抜き取った電気を利用して、その電気からATPというエネルギーを産生する

➡このときに酸素不足によってミトコンドリアにある電子伝達系という回路から電気が漏電してしまうと、無秩序に漏れ出た電気と酸素が結合して活性酸素が発生する

❷活性酸素が無秩序かつ大量に発生することで、酸化しやすい油であるプーファが一気に酸化されてアルデヒド（過酸化脂質）という猛毒物質となる

❸ミトコンドリアの働きが低下して細胞のエネルギー不足が起きると、細胞は生き残りのために、糖を乳酸に変える発酵を活性化させてエネルギーを得ようとする

補講2回目

# 01 ミトコンドリアは2つの装置を持っている

## ～TCA回路と電子伝達系～

### ミトコンドリアが持つ2つの装置

補講1回目でお話ししたように、**私たちが呼吸をするのは、ミトコンドリアが働くためには絶対に酸素が必要だから**です。ミトコンドリアが酸素を使うこと（ミトコンドリアの呼吸）によって、大量のエネルギーが産生されます。

また、こちらも補講1回目でお話ししたように、**発酵よりもミトコンドリアのほうがはるかに大量のATP（エネルギー）をつくり出すことができます**。

そのミトコンドリアには、次図のように2つの装置が備わっています。

### ◻ ミトコンドリアには2つの装置がある

**❶TCA回路**

栄養素（糖、脂肪、タンパク質）から電気を抜き取る装置

**電気の運び屋**
＝
ビタミンB3が電気を運ぶ

**❷電子伝達系**

抜き出した電気のエネルギーを使って、ATPとしてエネルギーを蓄える装置

## TCA回路と電子伝達系のしくみ

TCA回路というのは、糖、脂肪、タンパク質の栄養素を代謝して（分解して）、電気を取り出す装置です（本書では、わかりやすく"電気"という表現を使用。電気のエネルギーは水素という形で取り出される）。TCA回路では、栄養素から電気が取り出され、その過程で栄養素は分解されていき、最後は二酸化炭素になります。

電子伝達系というのは、TCA回路で抜いてきた電気からATP（エネルギー）をつくり出す装置です。

もう少しいうと、糖などの栄養素には、水素がエネルギーとして蓄えられていて、TCA回路でその水素を抜き取ります。その水素を電子伝達系でプラスとマイナスに分けて回路に流すことで、ATPをつくり出しています（次頁図）。

電子伝達系の"電子"とは、水素がプラスとマイナスに分けられたときのマイナスの電気を帯びた粒子のことです。実はこの電子の処理がうまくいくかどうかによって、象牙芽細胞の運命を分けています。

結論から言ってしまうと、「酸素を十分に利用することができて、ミトコンドリアの中で糖を二酸化炭素まで完全に分解できている」ことが、電子の処理がうまく行われている状態であり、糖が完全燃焼できている状態です。この状態以外では、細胞における電子の処理がうまくいきません。電子の処理がうまくいかずに、細胞の中に電子が渋滞（過剰に余った状態）すると、活性酸素を過剰に産生してしまいます。この活性酸素が、象牙芽細胞の息の根を止めていくこととなります。

補講2回目

## ☐ 電気エネルギー（ATP）を蓄えるしくみ

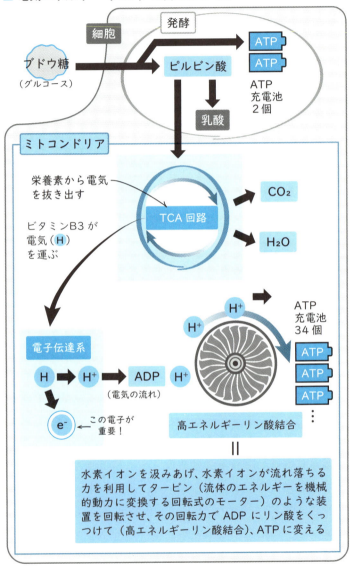

補講 2 回目

# ミトコンドリアで使った
# 電気は酸素が最終処理する

## 02

## 酸素は電気の後始末に使われる

　補講 1 回目 02「発酵とミトコンドリア 〜細胞が持つ 2 つの発電システム〜」でお話ししたように、ミトコンドリアが働くためには絶対に酸素が必要です。私たちは呼吸することで、酸素を吸って二酸化炭素を吐き出しています。これは、ミトコンドリアのために行われています。呼吸が止まればミトコンドリアの活動は止まってしまうので、心臓の動きも止まり、脳も障害が起き、早ければ 3 分ほどで死を迎えてしまうといわれています。

　歯に関していえば、歯髄はほぼ閉鎖空間ですから、体の中でも酸素欠乏になりやすい特殊な場所です。もう少し本書を読み進めていくと、意外や意外、**ミトコンドリアの酸素の不足・酸素をうまく利用できない状態がむし歯をつくっていることがわかってきます。**

　補講 2 回目では、酸素がミトコンドリアでどのように働いているのか、見ていきましょう。

　**酸素は、細胞を酸化させてしまう猛毒になり得る物質で、**本来はいろいろな物質を酸化させてしまう扱いにくいものです。野菜もしばらく置いておくと、酸化してボロボロになります。鉄も酸化すると、錆びてぼろぼろになってしまいます。巷では酸化すると老化が早まるといわれているので、抗酸化作用を謳った商品が流行ったりしています。

補講 2 回目　ミトコンドリアは酸素が命

117

補講 2 回目

　酸素と物質が結びつく酸化が一気に起こって、熱と光が出るのが "燃える" という現象です。小学校の理科の実験でやった人もいるかと思いますが、ろうそくを燃やしてそこにコップを被せると、いずれコップの中の酸素が少なくなってろうそくの火は消えてしまいます。物質を燃やすには酸素が必要です。ミトコンドリアも、栄養素を「酸化させて」エネルギーをつくり出す一連の反応の最終処理として酸素を必要としています。酸素を使ってエネルギーをつくり出しているので物質の燃焼と似ているのですが、ミトコンドリアの場合、正確には燃焼ではありません。酸素は、物質を燃やすためには使われていないのです。

　では何に使われているのでしょうか？

　酸素と電子は、かなり相思相愛です。酸素は電気（電子）が大好きで、電気を見つけるとすぐに自分のものとしてつかみに行きたがります。「酸素は電気（電子）を受け取ったり渡したりをしやすい」ということです。この性質を利用して、電子伝達系で電子を流したあとの電子の後始末に酸素が使われています。電子を受け取った酸素は、すぐに水素と反応して無害な水となります。

　電子伝達系の最終段階で、酸素に電子を順番に渡して処理していくのですが、ほんのわずかですが途中で電気が外に漏れ出してしまいます。この外に漏れ出した電気は周りに存在する酸素とくっついて、電気を帯びてとてもアクティブ（活性化）になった酸素、つまり "活性酸素" となります。このときにできる活性酸素を "スーパーオキシド" といいます（次頁図）。

## ◻ 酸素は諸刃の剣

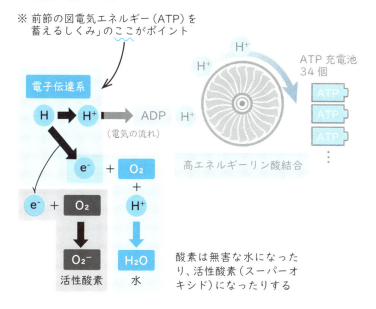

※ 前節の図電気エネルギー（ATP）を蓄えるしくみ」のここがポイント

酸素は無害な水になったり、活性酸素（スーパーオキシド）になったりする

　活性酸素と聞くとよくない印象を持つ人もいるかもしれませんが、安心してください。健康なミトコンドリアなら、順々に電子を酸素に渡すことで、無秩序に活性酸素が大量に発生しないようにコントロールしています。コントロール下で発生した活性酸素は、過酸化水素（いわゆるオキシドール）という状態になって、ミトコンドリアがどれだけ元気に働いているかの情報として使われるなど、さまざまな形で有効利用されます。

　**自然にわずかに出てしまう（生理的な）活性酸素は、ミトコンドリアを増やす作用があるなど有効に活用されており、細胞が安全に処理しています。**

補講 2 回目

# 03 酸素が不足すると電子伝達系で電気があふれ出して漏電する

## 電気の漏電は活性酸素を生む

　前節の図「酸素は諸刃の剣」をもう少し詳しく見ておきましょう。

　酸素は、電気（電子）の最終処理を行う重大な役目を担っています。もし血液の流れが滞って、血液から供給される酸素が不足した場合はどうなるのでしょうか？

　**流れた電気（電子）の最後の受け子の酸素が不足すると、電気（電子）の行き場がなくなって電子伝達系の装置は電気（電子）でいっぱいになってしまいます。**そうなると、いわゆる"**漏電**"という形で、**電子伝達系の装置から電気（電子）があふれ出てしまいます**（次頁図）。

　あふれ出た電気（電子）は、無秩序に周囲の酸素とカップルをつくり、結果、活性酸素がたくさん発生することになります。活性酸素が大量にできてしまうと、無害な水に処理する能力を超えてしまい、処理しきれなかった活性酸素はさまざまな物質を攻撃するようになります。

## 活性酸素で最も怖いのがヒドロキシラジカル

　最も反応性が高い（毒性が高い）活性酸素の種類に、"**ヒドロキシラジカル**"があります。この非常に毒性の高い活性酸素であるヒドロキシラジカルはどのように発生するかというと、過剰な電子の漏電があり、さらに細胞の中にあ

## ◻ 電子伝達系から電気（電子）があふれると活性酸素を生む

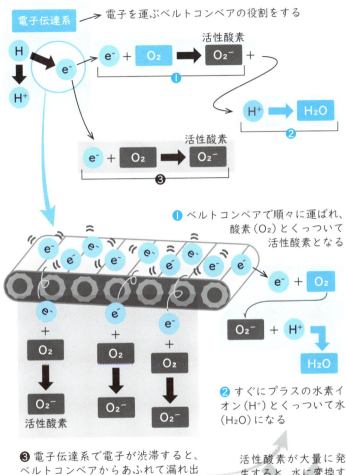

補講2回目　ミトコンドリアは酸素が命

補講 2 回目

る鉄と反応を起こすと発生します。

　猛毒のヒドロキシラジカルは、脂質、タンパク質、糖質、核酸（遺伝子を構成している物質）など、細胞のあらゆる物質を酸化して壊していきます。

　**貧血気味というだけで、鉄のサプリや鉄を多く配合した（鉄強化型）加工食品を摂る人が多くいますが、過剰な鉄は毒性の高いヒドロキシラジカルを産み出してしまうために、むやみやたらと摂取するのはとても怖いことなのです。**

　もう少し、ヒドロキシラジカルの発生のしかたを詳しく見てみましょう。

　健全な状態では、電子伝達系で少しだけ漏れ出した電子を酸素が受け取って、活性酸素種であるスーパーオキシドになります。さらに酵素によって電子を受け取ることで過酸化水素に変換され、その後は水になります。

　過酸化水素はミトコンドリアの膜を通過できるので、ミトコンドリアの外へ、つまり細胞の中に漏れ出ていってしまいます。過酸化水素が過剰に産生されてしまうと、細胞の中にたくさん過酸化水素が漏れ出して、細胞の中の鉄と反応（フェントン反応）を起こし、猛毒のヒドロキシラジカルを発生させてしまいます。

　歯にも鉄が蓄積します。**鉄は1度蓄積するととても排泄されにくいので、「積極的に鉄分を摂ったほうがいい」という誤った健康情報を安易に続けていくと、歯も体も内側からボロボロになっていきます。**

　では、さらに次節で、われわれが本当に怖がるべき "酸化" とはどういうことなのかを見ていきましょう。

# 怖い酸化の真実

**補講2回目**

# 04

## 最も酸化されやすい物質が"プーファ"

　酸化されやすい物質のナンバーワンが、プーファ（PUFA：多価不飽和脂肪酸）といわれる植物油（ オメガ3 亜麻仁油、紫蘇油、 オメガ6 大豆油、コーン油、マーガリンなど）やフィッシュオイル（魚油）です。プーファはとても酸化しやすく、酸化すると最悪な毒物を産生します。その最悪な物質が"**アルデヒド**"で、強力な発ガン物質です。

　お酒を飲んだあとの二日酔いの主な原因が、アセトアルデヒドです。またシックハウス症候群も、建材などから放出されるホルムアルデヒドが主な原因です。

　プーファの代表的な油に、昨今、健康食品として体にいいと強く勧められているオメガ3があります。オメガ3は光や室温でも酸化が進むので、光を遮る遮光瓶に入っています。瓶には、開封後は早期に消費するよう注意事項も書かれています。それくらい酸化しやすく、酸化してしまうと最悪な毒物であるアルデヒドを生むオメガ3ですが、中でも今売れっ子なのが亜麻仁油です。亜麻仁油は、食品以外ではもともと木の保護剤のニスとしても使われていました。亜麻仁油は、木材に塗って空気に触れるとすぐに酸化するために、油ですが短時間で乾燥してべたつかず、酸化被膜をつくります。木材ならいいですが、体の中で同じことが起きたら怖いですね。**フィッシュオイルもオメガ3**

補講2回目　ミトコンドリアは酸素が命

補講 2 回目

の仲間で、いわし、さば、あじなどの青魚に多く含まれる
EPA（エイコサペンタエン酸）や DHA（ドコサヘキサエ
ン酸）は、亜麻仁油よりもさらに酸化しやすい油です。

　ではこのプーファがなぜ酸化しやすいのか、詳しく見て
いきましょう。

　多価不飽和脂肪酸の多価不飽和というのは、「ほかの物
質と結合する余地（不飽和）がたくさん（多価）ある」と
いう意味です。つまり、"結合する余地"に酸素が結合し
て酸化するというしくみです。活性酸素はプーファにたく
さん存在する不飽和の部分を積極的にアタックするので、
酸化がとても進みやすくなります。

　怖いプーファの酸化の性質として、いったん酸化がはじ
まると反応がどんどん勝手に進んでいってしまう"自動酸
化"という現象があります。活性酸素がプーファにアタッ
クすると、そのプーファ自体が電気（電子）を持ってしま
うことで活性化し、脂質ラジカルという状態（いわば活性
酸素のようなプーファ）になって、ほかのプーファの不飽
和部分を攻撃してしまいます。このあたりは少し複雑なの
で、次図と見比べながら何度も読み返してください。

　こうしてほかのプーファの酸化も自動的に進んでいくの
で、"自動酸化"と呼ばれています。

　もし反応性の高いヒドロキシラジカルが大量に発生する
と、酸化しやすいプーファはこの自動酸化も相まって、ド
ミノ倒しのように油の酸化（脂質過酸化）が進み、先ほど
"最悪な物質"とお話しした不飽和脂肪酸の酸化の最終的
な形である超猛毒のアルデヒド（発がん性物質）が短時間

## ☐ 多価不飽和脂肪酸が活性酸素のようになって どんどん酸化が進む"自動酸化"

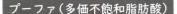

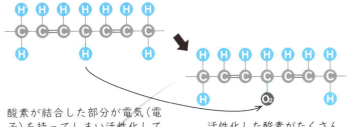

酸素が結合した部分が電気（電子）を持ってしまい活性化してしまう脂質ラジカル状態になる

活性化した酸素がたくさんある不飽和部分を積極的にアタックして置き換わる

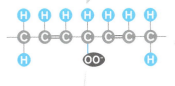

脂質ラジカル状態になると（いわば活性酸素のようなプーファ）、ほかのプーファの不飽和の部分を攻撃するようになる

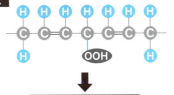

いったん酸化がはじまると反応が勝手に進んでいってしまう"自動酸化"となる

補講 2 回目

に大量にできることになります。

　これは、まさにシックハウス症候群が体内の細胞に起こっているのと同じことです。健康にいいと喧伝されているオメガ3は、先ほどお話ししたようにもともと建材である"ニス"です。そんなものを体内に入れて酸化させ、アルデヒドを大量発生することで細胞を傷めているのが現代医学の健康情報です。このあたりのことは「プーファフリーであなたはよみがえる！」崎谷博征著（鉱脈社刊）に詳しく書かれています。

　このアルデヒドは、ミトコンドリアの機能障害を起こし、死滅させていきます。

## 酸化が悪なのではなく"酸化ストレス"が問題

　酸化ストレスとは、プーファが酸化されてできる過酸化脂質やアルデヒドによって、細胞がダメージを受けてしまうことをいいます。プーファの酸化は、ミトコンドリアにおける電気（電子）の漏電によって活性酸素が発生し、鉄の仲介によって活性酸素の中でも特に毒性の高い（反応性の高い）ヒドロキシラジカルが発生することによって進みます。特に、プーファという脂質の酸化がどんどん進むこと（脂質の過酸化）によって、最終的に発生するアルデヒドはミトコンドリアや細胞にとって致命的な毒物となります（次頁図）。

　この酸化ストレスによって、エネルギーを産生するミトコンドリアや細胞の構成成分がダメージを受け、血管や神経、内臓など体のすべての構成要素が酸化されてボロボロ

## ☐ 多価不飽和脂肪酸が活性酸素のようになってどんどん酸化が進む"自動酸化"

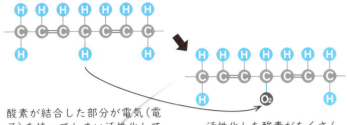

酸素が結合した部分が電気（電子）を持ってしまい活性化してしまう脂質ラジカル状態になる

活性化した酸素がたくさんある不飽和部分を積極的にアタックして置き換わる

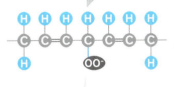

過酸化脂質

→ アルデヒドを生成

脂質ラジカル状態になると（いわば活性酸素のようなプーファ）、ほかのプーファの不飽和の部分を攻撃するようになる

いったん酸化がはじまると反応が勝手に進んでいってしまう"自動酸化"となる

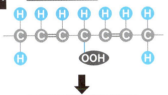

補講2回目

に大量にできることになります。

　これは、まさにシックハウス症候群が体内の細胞に起こっているのと同じことです。健康にいいと喧伝（けんでん）されているオメガ3は、先ほどお話ししたようにもともと建材である"ニス"です。そんなものを体内に入れて酸化させ、アルデヒドを大量発生することで細胞を傷めているのが現代医学の健康情報です。このあたりのことは「プーファフリーであなたはよみがえる！」崎谷博征著（鉱脈社刊）に詳しく書かれています。

　このアルデヒドは、ミトコンドリアの機能障害を起こし、死滅させていきます。

## 酸化が悪なのではなく"酸化ストレス"が問題

　酸化ストレスとは、プーファが酸化されてできる過酸化脂質やアルデヒドによって、細胞がダメージを受けてしまうことをいいます。プーファの酸化は、ミトコンドリアにおける電気（電子）の漏電によって活性酸素が発生し、鉄の仲介によって活性酸素の中でも特に毒性の高い（反応性の高い）ヒドロキシラジカルが発生することによって進みます。特に、プーファという脂質の酸化がどんどん進むこと（脂質の過酸化）によって、最終的に発生するアルデヒドはミトコンドリアや細胞にとって致命的な毒物となります（次頁図）。

　この酸化ストレスによって、エネルギーを産生するミトコンドリアや細胞の構成成分がダメージを受け、血管や神経、内臓など体のすべての構成要素が酸化されてボロボロ

## ❑ 酸化ストレスのしくみ

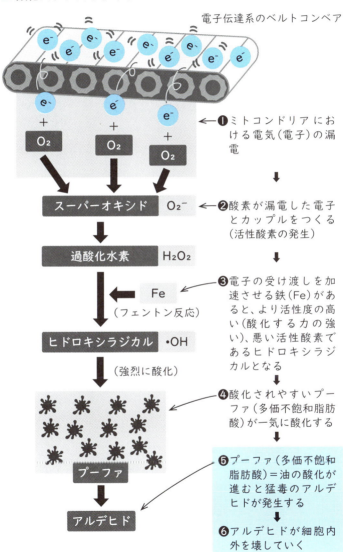

補講 2 回目

になっていきます。

　歯においては、プーファが酸化してできたアルデヒドによって、象牙質や歯髄にあるコラーゲンなどのタンパク質や脂質が急速に老化・劣化していきます。歯髄内の象牙質を養う象牙芽細胞が酸化ストレスを受けると、象牙芽細胞は機能不全となり象牙質の崩壊を招いてしまいます。

　これは、皮膚の酸化が老化を招くのと同じ意味あいです。皮膚もコラーゲンが豊富な臓器です。「**皮膚の酸化が老化を招く**」とは、噛み砕くと、プーファの過酸化によって発生したアルデヒドによって皮膚のコラーゲンが酸化・劣化して、急速に老化を起こすことなのです。

　ただし注意が必要なのは、「**酸化が悪ではない**」ということです。そもそも、ミトコンドリアは、酸化反応によって栄養素から電気を抜き取ってエネルギーを生み出しています。酸化という反応は、細胞にとっては絶対に必要な反応です。一般的には悪者扱いされる酸化という言葉ですが、**悪いのは酸化という反応自体ではありません**。逆に、**酸化は絶対に必要な反応です。悪いのは、酸化しやすい油であるプーファが酸化してできる過酸化脂質（酸化物）を産生してしまう環境**です。つまり、"**酸化ストレス**"が細胞にとって最大の敵なのです。

　安易な「抗酸化がいい」という健康情報は、細胞の営みから見るととても危険な思い込みであり、健康を損ねていることになり、むし歯をつくりやすい体質にさせているのです。避けるべきはプーファが酸化する"酸化ストレス"であることをしっかりと理解しておきましょう。

補講2回目

# 代替エネルギー源としての 脂肪とタンパク質

## 05

## ミトコンドリアには2つの機能障害がある

ミトコンドリアの機能障害には、次の2つがあります。

❶ミトコンドリアが呼吸できなくなる"酸素の欠乏"
❷"酸化ストレス"などの障害によってミトコンドリアの中の部品が故障していまい、ミトコンドリア内の代謝機能が滞る

酸欠や酸化ストレスによって、ミトコンドリアの機能に障害が起きると、細胞のエネルギー源は、糖を乳酸に変換してエネルギーを得る発酵に頼ることになります。

はて、エネルギー源は糖以外にもあるよね？　と疑問がわくかもしれません。そうです、糖の代わりになる代替エネルギー源として、脂肪とタンパク質があります。

しかしこの2つの代替エネルギー源は、ミトコンドリアで分解されることでエネルギー源になることができます。脂肪やタンパク質は、糖のように無酸素下で発酵させてエネルギーにすることができません。**つまりミトコンドリアが呼吸できなかったり、機能障害が起きていると、脂肪とタンパク質からは直接エネルギーをつくり出すことができないのです。**

ではなぜ、脂肪とタンパク質は糖の代替といわれるのでしょうか？

補講 2 回目

## 糖の代替エネルギー源となる脂肪とタンパク質

　酸素がある状態では、糖はまず発酵過程で代謝されて、乳酸になる一歩手前のピルビン酸に代謝されたタイミングでミトコンドリアに取り込まれます。ミトコンドリアに入ったピルビン酸は TCA 回路に入り、二酸化炭素と水にまで分解されていきます。この過程で、ピルビン酸に蓄えられている電気を抜き取っていきます（補講 2 回目 01「ミトコンドリアは 2 つの装置を持っている 〜 TCA 回路と電子伝達系〜」の図「電気エネルギー（ATP）を蓄えるしくみ」）。

　**脂肪とタンパク質は、酸素が十分にあるという条件下で、ミトコンドリアで糖が二酸化炭素にまで分解される経路の途中に割り込むことで、糖の代わりとしてエネルギー源になることができます。**

　糖がない、いわゆる飢餓の状態のときに、体に蓄えやすいカロリーの高い脂肪は糖の代わりのエネルギー源となります。脂肪の場合、エネルギー源として分解がはじまると、カロリーが高い分、電気をたくさん抜き出すことができます。ところが長期間脂肪を分解してエネルギー源としてしまうと、大量の電気が抜き出されすぎてしまい、ミトコンドリアで過剰に漏電することになります。たくさん漏電するということは活性酸素がたくさん生まれるということです。つまり、細胞の酸化ストレスが起きやすくなります。

　また、本来タンパク質は肉体を形づくっている物質ですが、糖がない場合、体の構造を壊してタンパク質を取り出すことでエネルギー源にしています。しかし、これはあく

までも糖がない飢餓状態という緊急時の代替手段です。

　タンパク質は、その最小単位であるアミノ酸としてミトコンドリアの経路に割り込む際、アミノ基が抜かれてアンモニアとなります。ミトコンドリアで産生された二酸化炭素を使ってアンモニアは無毒化されて尿素になり、尿として排泄されます。しかし、ミトコンドリアの機能が落ちていると、猛毒のアンモニアが体内に残ってしまいます。アンモニアは猛毒なので、神経細胞などを壊してしまいます。

## 代替エネルギーである脂肪とタンパク質は
## ミトコンドリアが機能していないと使えない

　脂肪とタンパク質は、糖の代わりにエネルギー源となる代替エネルギー源ですが、ミトコンドリアが機能していないと使えません。また脂肪とタンパク質を燃料とすると、活性酸素やアンモニアなどのゴミが発生します。長期に代替燃料を使っていると、やがてミトコンドリアは発生したゴミによって活動が阻害されていきます。

## エネルギー供給源が"糖の発酵"だけになると
## たくさんの乳酸のおしっこが細胞から排泄される

　こうして、ミトコンドリアの障害が起きた場合、細胞は生き残りのために糖の発酵からたくさんのエネルギーを得なくてはならなくなるので、大量の乳酸のおしっこが細胞から排泄されることになります（次頁図）。

　私たちの細胞はミトコンドリアが働かないと、歯虫であるむし歯菌と同じく、砂糖から乳酸を大量に排出すること

になります。歯科学では、歯を溶かす乳酸の発生源は、むし歯菌のみに限定されてきましたが、果たしてそれは真実なのでしょうか？ 4時限目「むし歯の真犯人は誰か？」で真相を究明していきますが、その前にもうひとつ補講3回目で、歯を溶かす犯人の基礎知識として"乳酸"について見ていきます。

## ☐ ミトコンドリアが働かないと発酵によって大量の乳酸を排出することになる

### ミトコンドリアが元気なとき
糖がない状態では、脂肪やタンパク質をエネルギー源にできる

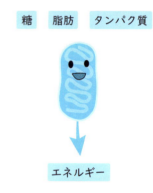

### ミトコンドリアの元気がないとき
脂肪とタンパク質は、糖の代わりにエネルギー源となる代替エネルギー源だが、ミトコンドリアが機能していないと使えない

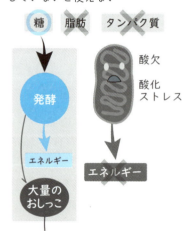

ミトコンドリアの機能が破壊されたら、不足するエネルギーは糖を発酵させることで生まれるエネルギーに頼ることになる

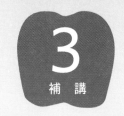

# 補講 3

# "乳酸"がさらなる乳酸の蓄積を呼ぶ、細胞のしくみ

補講3回目も、歯の話から少し離れますが、"乳酸"という病気の場をつくる物質について学びます。乳酸は歯を溶かすだけでなく、細胞の毒となる物質です。

> ❶細胞のミトコンドリアの機能が低下すると、細胞は不足したエネルギーを"糖の発酵"による産生に頼るので、細胞の中に乳酸が発生する
>
> ❷細胞の中に溜まった乳酸が細胞の外にくみ出される代わりに、細胞内はアルカリ化して電子がたくさん蓄積する
>   ➡細胞内に電子がたくさんあると、ミトコンドリアの電子伝達系の電子の流れが滞って漏電を起こしてしまい、活性酸素が大量に発生する
>
> ❸中和しきれない活性酸素は細胞の機能を阻害するので、活性酸素の発生源であるミトコンドリアの活動を停止させる必要がある。そのために、ミトコンドリアを停止させる物質であるHIF（低酸素誘導因子）を活性化させる
>
> ❹HIFは強力にミトコンドリアの活動を止めるように働き、代わりに発酵を活性化させる

補講 3 回目

# 01 乳酸を蓄積させないための処理システム

## 細胞が乳酸で死滅しないしくみ

［簡単にまとめると］

　発酵で細胞の中に酸性物質の乳酸が溜まってくると、中和のためにアルカリ性の物質が細胞の中に入ってきて、酸性の乳酸が細胞の外に捨てられていきます。細胞の中は、アルカリ性物質が蓄積してアルカリ化することで、細胞は死滅しないですみます。**細胞内がアルカリ化するということは、細胞内に電子が蓄積するということとイコール**です。

［もう少し詳しくまとめると］

　次頁の図と見比べながら読んでみてください。

　**ピルビン酸がミトコンドリアに入れない状態、つまり、糖がミトコンドリアに入れずに乳酸になってしまう状態が長く続くと、細胞の中は乳酸だらけになってしまい、自分の細胞が発酵食品のようになってしまいます。**

　さらに乳酸自体にミトコンドリア毒性があり、乳酸はピルビン酸がミトコンドリアに入っていくのを妨害します。**ミトコンドリアの酸欠状態が続くと、産生された乳酸によってさらにミトコンドリアの機能障害が起きるので、細胞の中は乳酸による酸性がどんどん強くなり、そのままでは細胞は死滅してしまいます。**

　そうならないように、乳酸が細胞の内部にたくさん溜ま

## ❏ 細胞の中に毒性のある乳酸を蓄積させないしくみ

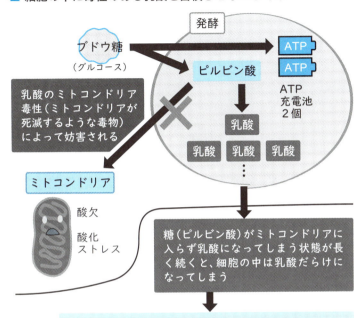

そうならないように、酸の運び屋（乳酸輸送抗体）MCT
がせっせと細胞外に乳酸と水素イオンを運び出す

今度は細胞外に乳酸が多くなるので、炭酸脱水酵素（CA）という
酵素が活性化し、二酸化炭素を変換して炭酸水素イオン（アルカリ
性の物質：イオン）をつくり出し、細胞から酸（乳酸）を運び出す
代わりに、このアルカリ性の炭酸水素イオンを細胞の中に入れ込む

細胞の外は運び出された乳酸であふれ、
細胞の中はアルカリイオンであふれる

ひとまず細胞は死滅しないですむ

補講3回目　"乳酸"がさらなる乳酸の蓄積を呼ぶ、細胞のしくみ

補講 3 回目

る前に細胞の外へ排出しなければなりません。そこで活躍するのが、乳酸などの酸を運び出す**"酸の運び屋（乳酸輸送担体）MCT"**です。MCT は、乳酸（と水素イオン）を細胞の外に運び出してくれます。MCT が酸性の物質を外に運び出した代わりに、アルカリ性の物質が細胞の中に入ってきます。いわゆる物々交換です。

　細胞外に乳酸が多くなると、炭酸脱水酵素（CA）という酵素が活性化します。この酵素は、二酸化炭素を変換して炭酸水素イオン（アルカリ性の物質：イオン）をつくり出します。細胞から酸（乳酸）を運び出す代わりに、このアルカリ性の炭酸水素イオンを細胞の中に入れ込みます。結果的に、**細胞が乳酸を産生すればするほど細胞の外は乳酸だらけになり、細胞内はアルカリ化していきます。**

　つまり、糖の発酵（乳酸の産生）によって細胞の中に乳酸ができると、細胞の中の酸性状態を中和しようとして細胞の外に乳酸が運び出されることで、細胞の外は乳酸であふれ、その代わりに細胞の中はアルカリイオンであふれていきます。アルカリ性イオンは電子を多く持っているので、細胞内に過剰に存在すると、「細胞内は電子が過剰にある」ということになります。巷の健康情報では、「体をアルカリ化することが健康にいい」といわれていますが、補講 2 回目でお話ししたように、細胞の中をアルカリ化すると、細胞内は電子が過剰となり、過剰な電子はミトコンドリアの電子伝達系の漏電を引き起こすので、活性酸素が大量に発生し、酸化ストレスを引き起こしてしまいます。アルカリ化については、次節でもう少し詳しく見ていきます。

補講 3 回目

# 乳酸によって細胞内がアルカリ化すると困ったことになる

## 02

## 細胞内がアルカリ化すると活性酸素が大量かつ無秩序に発生してしまう

　細胞内に発生する大量の乳酸をなんとか細胞外に排泄することで、ひとまずは死滅を逃れた細胞ですが、このことがさらにミトコンドリアの代謝の障害を引き起こします。

　**「アルカリ化は、健康にいい」というイメージを持っているかもしれませんが、実は、細胞にとってはいいことではありません。**細胞の中、特にミトコンドリアでは、栄養素を酸化させる（水素を抜き出している）ことでエネルギーを得ています。この酸化というのは、細胞の中では"火"こそ出ませんが、栄養素をゆっくりと燃焼させているイメージです。細胞にとってアルカリ化がよくないのは、ひとつにはこのミトコンドリアの酸化の反応（機能）を止めてしまうからです。

　さらにアルカリ性のイオンは、「電子を余分に携えている」という特徴があります。細胞内がアルカリ化するということは、**細胞の中が電子でいっぱいになってしまい、ミトコンドリアで簡単に漏電を起こしてしまう**ということです。補講 2 回目 03「酸素が不足すると電子伝達系で電気があふれ出して漏電する：電気の漏電は活性酸素を生む」でお話ししたように、**ミトコンドリアの電子伝達系で電子が渋滞すると、漏電が起きて活性酸素が大量かつ無秩序に**

補講 3 回目　"乳酸"がさらなる乳酸の蓄積を呼ぶ、細胞のしくみ

補講 3 回目

発生してしまいます。

　この過剰な活性酸素がプーファを一気に酸化させて、過酸化脂質をつくり出します（補講 2 回目 04「怖い酸化の真実」）。そうなると細胞は酸化ストレス状態となり、ミトコンドリアなどの細胞の機能と構造を著しく侵していきます。

## ミトコンドリアの活動を強制的に抑え込む HIF（低酸素誘導因子）

　ここで酸とアルカリについて、化学的な定義を確認しておきましょう。

| | |
|---|---|
| **酸　性** | 電子が少ない状態 |
| **アルカリ性** | 電子が多い状態 |

　つまり、細胞内がアルカリ化すると次のような事態に陥ります。

| | |
|---|---|
| **アルカリ性** | その場に電子（電気）がたくさんあって余っている状態 |

↓

細胞内に電子が余った状態だと、ミトコンドリアで大量の活性酸素が生まれる

　ミトコンドリアで、活性酸素が無秩序にどんどんつくられていくのはとても危険です。特に閉鎖空間である歯髄で

は、激しい炎症が起きたり細胞が死滅して病的な繊維化や石灰化、脂肪の蓄積（脂肪変性）が起きて、超危機的状況になってしまいます。

そこで、この歯髄内部の危ない状況を緊急回避するために、ミトコンドリアの活動を強制的に抑え込み、活性酸素を発生させないように活性化する物質が「HIF（低酸素誘導因子）」です。HIFの詳細は次節でお話しするので、ここではミトコンドリアとの関連を見ていきます。

補講2回目 03「酸素が不足すると電子伝達系で電気があふれ出して漏電する：電気の漏電は活性酸素を生む」でお話ししたように、ミトコンドリアが低酸素状態になると漏電して、活性酸素をたくさん発生してしまいます。

また、細胞内がアルカリ化して電子がたくさんありすぎると、たとえ酸素が十分にあっても漏電して"低酸素の状態"と同じ活性酸素の大量発生というストレスを起こしてしまいます。

活性酸素が大量発生すると、それに反応してHIFが活性化されます。**HIFによってミトコンドリアは強制的に活動を抑え込まれ、ミトコンドリアの機能を落とすばかりかミトコンドリアを死滅させることもあります。**

ミトコンドリアがHIFによって機能を大幅に低下させた冬眠のような状態になると、細胞は生き残りのためのエネルギーを得るために、発酵装置をフル活動させるようになります。

**この「HIFの活性化」は、血液の流れが途絶えるような（酸素が不足する）過酷な環境下でも、細胞の機能に支障をき**

補講3回目 "乳酸"がさらなる乳酸の蓄積を呼ぶ、細胞のしくみ

139

補講3回目

たす活性酸素の発生を抑え、無酸素でも働く発酵装置をフル活動させることで細胞が生き残っていくための戦術です（次図）。

◻ HIFが活性化することで細胞は生き残りを図る

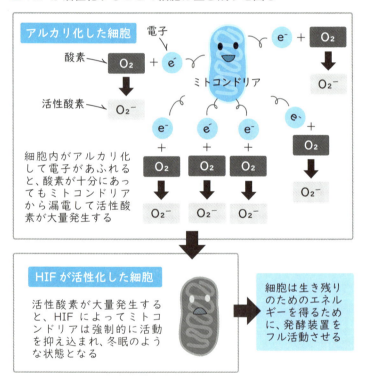

## 乳酸が大量に発生するとHIFがさらに活性化する

　糖の代替燃料である脂肪やタンパク質は、ミトコンドリアが機能しないとエネルギー源として利用できません。

HIFによってミトコンドリアが冬眠状態になると、必要なエネルギーは"糖の発酵"から得るしかなくなります。

そこで細胞はエネルギー源としてたくさんの糖を取り込み、発酵装置を活性化させることによってエネルギーを生み出します。結果的に、発酵の最終産物である乳酸も大量に発生することになります（次図）。

### ◻ HIFの活性化が乳酸を産生する悪循環

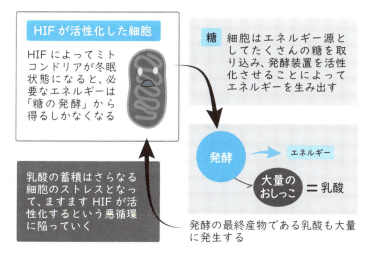

歯の場合も、HIFが活性化することで歯髄の環境は乳酸によってどんどん酸性化していきます。乳酸の蓄積はさらなる細胞のストレスとなって、ますますHIFが活性化するという悪循環に陥っていくことになります。

補講 3 回目

# 03 HIF は細胞がストレス環境に対応するための物質

## HIF によって細胞は"乳酸菌化"し、生き残ることを優先する

HIFの作用をまとめておくと、主に次の5つになります。

❶HIFがストレスに対応して活性化されると、ミトコンドリアが働けない状態になる

❷HIFは、ピルビン酸がミトコンドリアの TCA 回路に入るのをブロック（抑制）する

❸HIF によって、細胞の中に糖（ブドウ糖）をたくさん取り込めるようになる

❹HIF によって"発酵"経路が活性化されて、乳酸が大量に産生される

❺HIFは、炎症を引き起こす

HIF は、「私たちの細胞が最悪の状況下でも生き残れるようにする」ストレス環境に対応するための物質でもあります。酸素が欠乏すると、ミトコンドリアにおけるエネルギー産生ができなくなるので、細胞は生存の危機にさらされます。そのとき、とにかく細胞の機能を落として、酸素に頼らないエネルギー産生経路である発酵をフルに活性化して、とにかく酸素がない中での生き残りを図っています。

これによって、私たちの細胞は、糖から乳酸を産生する乳酸菌と同じ代謝経路をあえて選択するようになります。

ちなみに、HIFはガンの研究でも注目されています。ガン組織は激しい勢いで増殖するので、その中心部では動脈血（酸素を多く含む血液）が供給されにくく低酸素になります。そのためHIFが活性化されます。ガン細胞も悪性度が増すと、糖をたくさん取り込んで発酵させることで、エネルギーを得て乳酸を大量に排泄しています。

□ **まとめ** 細胞が低酸素状態で生き抜く戦略

細胞への酸素供給不足 ＝ 低酸素状態 ＝ 窒息状態 になると

❶ミトコンドリアの電子伝達系で、最後の電子の受け取り役の酸素が不足して電子があふれてくる

❷ミトコンドリアの電子伝達系であふれた電子は周囲に漏電し、無秩序に酸素と反応して活性酸素をたくさん発生させる

❸大量発生した活性酸素によって細胞が傷つくのを防ぐために、HIF（低酸素誘導因子）が活性化される。細胞にHIFが作用すると、その細胞のミトコンドリアのスイッチが切られ、細胞は"発酵"装置を活性化して酸素を利用せずにエネルギー産生できるが、大量の乳酸を排泄してしまう

❹こうして、低酸素（窒息）という最大のストレス状態を、細胞は生き抜こうとする

補講 3 回目

## HIF は細胞がストレスにさらされると
## 即時に活性化する

　細胞は、低酸素（窒息）状態という細胞死に直結する最大のストレス（危機）に対して、HIF を活性化させます。そうすることで、無酸素でもエネルギーを産生することができる“発酵”というエネルギー産生装置を活発にし、窒息状態という最悪の環境下でも生き抜けるような戦略をとっています。細胞が“体を守る”“維持する”ために働き、周囲の細胞と高度に協調作業をする活動は、ミトコンドリアで生まれるたくさんのエネルギーによって支えられています。ところが HIF は、個々の細胞のストレス耐性を上げるために細胞自身の生き残りを最優先してしまうので、ひとつの体の中で細胞同士が協調して活動するという細胞社会を壊してしまいます。スポーツのチームプレイに例えると、チームで一丸となった状態ではなく、個人個人が好き勝手にプレーしてしまう状態です。

　HIF の過剰な活性化が長期間におよぶと、細胞は細胞同士の協調性を捨てて、自己中心的な振る舞いをはじめます。低酸素状態のような過酷なストレス下でも、HIF によって「エネルギー産生を発酵に頼るエネルギー代謝の未熟化（代謝のリプログラミング）」が起こることで、細胞は乳酸菌のような振る舞い（代謝）をします。菌のように細胞分裂をして自分のコピーをどんどんつくり、たくさんの糖を発酵させて、何とかエネルギーを得るという個々の細胞の生き残りを最優先するようになります。そして、細胞の生活環境を病的にしてしまう乳酸が大量発生します。

ミトコンドリアが呼吸困難になってエネルギー産生が妨害されると、細胞内に発酵による乳酸が産生されます。その乳酸の排出のために細胞内がアルカリ化され、大量の活性酸素が発生します。発生した活性酸素に反応して HIF が活性化され、ミトコンドリアが窒息して呼吸できなくなったのと同じ状態を引き起こします。ミトコンドリアが活動を停止した代わりに酸素なしでも働く発酵経路を強く活性化させるので、糖から乳酸が発生します。こうして乳酸の産生からはじまる細胞のストレス反応は、さらなる乳酸の産生を生むという悪循環となります。

　細胞のストレス反応による HIF によって、私たちの細胞はミトコンドリアを持たなかったころの太古の細胞に先祖返りさせられたようになります。これは、糖を発酵させて乳酸を産生する、乳酸菌とまったく同じ代謝の状態です。

　**HIF は "悪" というわけではなく、細胞がストレスに対処するのになくてはならない重要な物質**です。細胞は、ストレスに応じて生き残りのために反応しますが、そのストレス反応を引き起こした原因が早期に改善されないと、細胞内外の状態はどんどん悪化して病気を引き起こします。

　補講 3 回目で重要なポイントは、**細胞の環境が悪化すると、そのストレス反応として私たちの細胞はむし歯菌と同じく糖から乳酸を排泄するエネルギー産生をしますが、そのストレスの原因が早期に改善されずに乳酸の処理に失敗してしまうと、どんどん乳酸を産み出してしまい、細胞の生活環境に乳酸が大量蓄積してしまう**ということです。

　これが、歯の中の歯髄で起きると歯が溶けていきます。

# Column

## ストレスがむし歯の原因になる

　私には2人の娘がいます。上の子が3歳のとき、1度だけむし歯になりました。

　ちょうど下の子が生まれたときです。最初の子だったので、毎日しっかりと歯ブラシをしていました。かなり気をつけていたのに、しっかりむし歯ができました。

　そのときはなぜむし歯ができたのか、不思議でした。ほぼ毎日、仕上げ磨きをして観察していたのですが、ある日突然、ボコッと乳歯に穴が開いたのです。そのときは本当に不思議で、歯科のう蝕学の理論では、納得できないむし歯のでき方でした。

　下の子が生まれ、母親がつきっきりになってしまったことが、子どもなりに強いストレスになったのだと思います。「ストレスでむし歯なんかできないよ」と歯科医師仲間に言われましたが、"糖のエネルギー代謝"を理解すれば、ストレスは大きな要因になることがわかります。

　それからは、菌の問題ではなく体の状態の問題だと考えて、仕上げ磨きはほとんどしなくなりました。その代わりに、**整体と口の中のマッサージを毎日する**ようにしました。ただ、読者のみなさんは子どもの仕上げ磨きは毎日しっかりやってあげてください。仕上げ磨きを嫌がる子も、口の中のマッサージからはじめると、気持ちがいいので嫌がらなくなると思います。これも大事なスキンシップになります。

# 4
時限目

# むし歯の真犯人は誰か？

　4時限目では、次のことを学びます。
歯科を含む現代医学は、病気の原因について、菌などの外からの敵にばかり目が向いていて、自分の体（細胞）の状態次第で病気が起こるということをまったく考慮していません。
むし歯についても同様です。現代歯科では、歯を溶かす乳酸を産生するのは、"むし歯菌"のみに犯人を限定してきました。
しかし、現代歯科学において完全に無視されてきた「歯の内部で歯を養っている"歯髄"の代謝」をよく見てみると、歯髄でも歯を溶かす乳酸が常に産生されているのです。
では、私たちの細胞の生活活動である代謝の観点から、歯を溶かす「歯虫」の真犯人は誰かを見ていきましょう。

❶歯髄内の環境悪化の結果、糖をミトコンドリアで利用できずに発酵させて乳酸を出してしまっ歯虫と化した象牙芽細胞

❷乳酸のおしっこの過剰は、歯の内部社会の崩壊を引き起こす

❸象牙芽細胞のミトコンドリアが呼吸障害を起こすことで、むし歯ができる

4時限目

# 01 糖のエネルギー代謝から "むし歯"を考えてみる

## むし歯は、歯が内部から崩壊していく現象

1時限目05「歯の構造と皮膚の構造を比べてみる」でもお話しましたが、歯を外界から守るエナメル質はとても頑強です。それに比べて、エナメル質の内側にある象牙質はかなり弱い酸でも溶かされてしまいます。つまり、**歯の構造は外側よりも内側の象牙質から溶かされやすく、歯は内部から崩壊しやすい**ということです。

現代医学で、歯を溶かす犯人である"歯虫"と決めつけられたむし歯菌は、「砂糖を発酵させて乳酸を出し、その酸の蓄積によって歯を溶かす」と説明されています。

しかし、乳酸はむし歯菌だけが出すのでしょうか？

補講1回目04「特殊な細胞"赤血球"」でお話ししたように、赤血球はミトコンドリアを捨てたことで常に乳酸を排泄し、あえて原始の細胞の状態、つまり細菌と同じ代謝を行う状態に先祖返りしたような細胞です。**赤血球と幹細胞以外の細胞が常時発酵システムでエネルギー産生し、"先祖返り"してしまうのは、細胞が病的な状態のときだけ**です。その代表が**"ガン細胞"**です。ガン細胞はもともと自分の細胞ですが、その代謝が病的となって変化したもので、私たちの体を内部から壊していきます。

歯髄は閉鎖空間であるという特殊な構造によって、象牙質を養うべき象牙芽細胞の代謝が**"病的"**になりやすいよ

148

うな細胞の生活環境となっています。この病的とは、象牙芽細胞がカルシウムを溶かす乳酸を産生し続ける状態です。**歯も、何らかの原因で病的にされてしまった細胞によって中から壊されていく**ということです。

では次節から、象牙芽細胞の代謝が病的になるとはどのようなことなのか見ていきましょう。

### 🟥 むし歯は外部からではなく内部から崩壊する

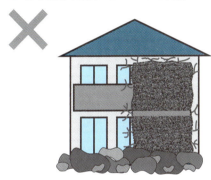

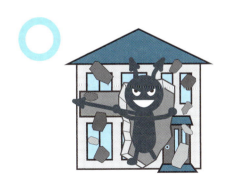

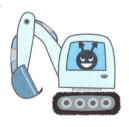

むし歯は、外部から菌（むし歯菌）によって溶かされる歯の崩壊現象（病原体仮説）（上）ではなく、歯の内部の住人によって破壊される自己崩壊現象（下）。

家の中の環境の悪化（宿主側の健康度の悪化）によって、引き起こされる（宿主説）。

家の中は"歯髄"で、歯の内部の住人とは"歯髄で生活している象牙芽細胞"などのこと

4時限目

# 02 乳酸の処理の失敗

## ［復習］歯髄内における健全な状態

　歯髄内の象牙芽細胞たちに酸素と糖が十分に行き渡っているとします。そういった糖をミトコンドリアで完全燃焼できる健全な状態であれば、象牙芽細胞はミトコンドリアで産生された莫大なエネルギーを使って、細胞の機能をフルに発揮することができます。そして、象牙質を健全に保つことができます。

　また象牙芽細胞が健全な状態であれば、酸欠を起こしやすい歯髄の中で糖の発酵によって乳酸が発生しても、象牙芽細胞のミトコンドリアで最終的に二酸化炭素と水となるまで完全燃焼し、乳酸をクリーンに処理することができます。

　3時限目03「歯髄におけるもうひとりの主役、赤ちゃん細胞 〜赤ちゃん細胞＝歯髄幹細胞〜」でお話ししたように、歯髄には歯髄幹細胞が存在し、乳酸を常に排出しています。この乳酸を健全な象牙芽細胞が回収します。そして、ミトコンドリアが糖を完全燃焼させる経路に一緒に乗せ、エネルギーに変えて処理しています（3時限目05「赤ちゃん細胞は常に糖を発酵させて燃えカスを出している 〜燃えカス＝乳酸〜：赤ちゃん細胞が出す"おしっこ"を上手にリサイクル」）。

☐ **象牙芽細胞のミトコンドリアが糖を完全燃焼させている健全な状態**

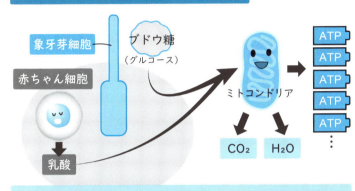

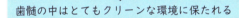

歯髄の中はとてもクリーンな環境に保たれる

## 象牙芽細胞のミトコンドリアが糖を完全燃焼できないときに、乳酸の処理に失敗する

では、象牙芽細胞に酸素が十分に行き渡らない状態、つまり象牙芽細胞が窒息状態になったらどうなるでしょうか？

窒息状態、つまり酸素が不足している状態では、ミトコンドリアが働くことができません。象牙芽細胞は必要なエネルギーを補うために、発酵に頼るようになります。

そうすると、今までミトコンドリアに渡してエネルギー源としていた赤ちゃん細胞が出した乳酸も回収できなくな

り、歯髄に乳酸が増えていきます。さらに象牙芽細胞自身も乳酸のおしっこをたくさん出すようになっていきます（次図）。

## ◻ 象牙芽細胞に酸素が十分に行き渡らない状態

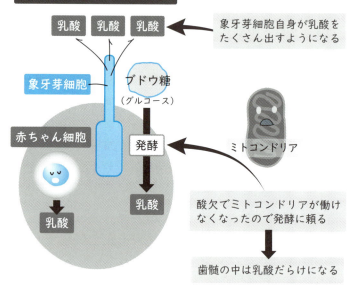

　ほぼ閉鎖空間である歯髄には、血管の出口は根の先の細い穴（根尖孔）しかないので、歯髄の中は乳酸でいっぱいになっていきます。
　いずれ象牙芽細胞が出す乳酸も、歯髄から血管を通して排泄できずに、象牙質の外へ、象牙細管を通して排泄していくことになります。

さて、溜まった乳酸を排泄することで困ったことが起きます。

　象牙質は、弱酸でも溶けやすいとても酸に弱い組織で（1時限目05「歯の構造と皮膚の構造を比べてみる：エナメル質に比べて、象牙質は圧倒的に酸（乳酸）で溶けやすい」）、牛乳程度の酸性度でも溶けてしまうくらいです。象牙芽細胞が生活する歯髄から排泄される乳酸によっても、象牙質は溶かされてしまいます（次図）。

□ **歯髄の中にあふれた乳酸によって象牙質が溶かされていく**

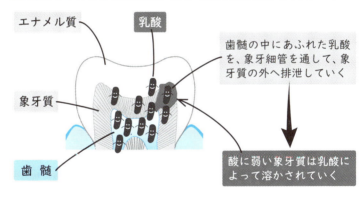

　実はこの現象は歯だけではなく、体の中でも同じようなことが起きます。歯の象牙質と構造が近い骨の例を見てみましょう。骨をつくっているカルシウムなどのミネラル成分が溶け出して、骨がやわらかくなってしまう"骨軟化症"という病気があります。骨軟化症は、代謝性アシドーシスで起きる場合があります。**代謝性アシドーシスとは、体の代謝的な問題によって、血液など体液が酸性になってしま**

うことをいいます。酸性になってしまった体内の状態をなんとか中性に戻そうとします。ここで使われるのが、骨を構成するカルシウムなどのミネラル成分です。体が酸性になると、骨がその緩衝材となってカルシウムなどを溶かすことで酸を中和しようとします。そうなると、骨が溶けてやわらかくなってしまう骨軟化症を引き起こします。

閉鎖空間である歯髄でも、乳酸が増えて代謝性アシドーシスと同じような状況になれば、アルカリ性であるカルシウムは酸を中和できるので、過剰な乳酸の酸性を中和するために、象牙質を溶かしてカルシウムを使うことは理にかなっています。

一時的であれば、酸の中和に身近なカルシウムを使うのはやむを得ません。**歯に問題を抱える人の多くは、塩（ナトリウム、マグネシウム）の摂取量がとても少ない傾向があります**。塩の摂取量が少ないと、不足分を補うために骨や歯のカルシウムがより多く溶かされてしまうのではないかと感じています。決して歯は体と別物ではなく、**体で起こっている現象は歯の内部でも同様に起こっています**。

## 象牙芽細胞が健全な状態と不健全な状態とで乳酸の処理のされ方が違う

乳酸のリサイクルの視点から見ると、糖が十分にない場合でもミトコンドリアが酸欠と同じような状態になり、乳酸をクリーンに処理することができなくなります。

糖が不足すると、ミトコンドリアでは糖の代わりの代替燃料が使われるようになります。そうなると、糖が細胞の

中に入ってきても、糖が発酵経路に入って生成されるピルビン酸の段階でミトコンドリアへ入っていけなくなります。そのためにピルビン酸は発酵経路を最後まで進むことになり乳酸となってしまいます。

　糖質制限などで糖が不足すると、糖の代替の燃料である脂肪をミトコンドリアが利用しはじめるので、乳酸のリサイクルができなくなります。

　なぜかというと、**糖をミトコンドリアで完全燃焼させる経路に乳酸を乗せてミトコンドリアで燃焼させている**からです（次図が健全な状態。次頁図が不健全な状態）。

### ◻ 象牙芽細胞が健全な状態の乳酸の処理のされ方

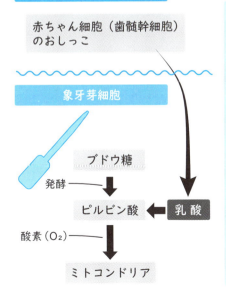

象牙芽細胞のミトコンドリアが糖を完全燃焼させている健全な代謝状態のときとは、糖が発酵経路で代謝されてできたピルビン酸が十分な酸素が供給されているミトコンドリアへ入って完全燃焼されている状態。
この状態のときは細胞外から乳酸を取り込むことができて、取り込んだ乳酸は酵素によってピルビン酸に変換され、糖からできたピルビン酸とともにミトコンドリアに入ってエネルギーとなり処理される

4時限目

## ☐ 象牙芽細胞での乳酸処理の失敗とは

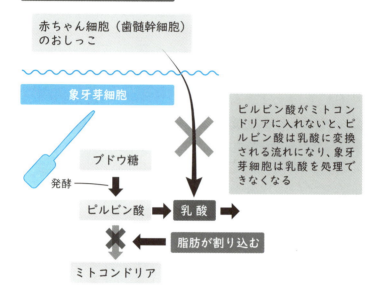

　もう少し詳しく見ていきましょう。

　ここで重要なのは、「**ピルビン酸がミトコンドリアの中へスムーズに入っていける**」ということです。もし、ピルビン酸がミトコンドリアへ入って行くことができないと、「ピルビン酸が乳酸に変換する」流れが強くなり、これに逆らう方向の「乳酸をピルビン酸へ変換する」ことができなくなります。

　ではなぜ、象牙芽細胞への糖の不足が乳酸の処理の失敗を引き起こすのでしょうか？

　ピルビン酸がミトコンドリアへ入って行くことができな

くなる場合の代表例は、ミトコンドリアが脂肪を取り込んでいるときです。脂肪は、ピルビン酸が次に代謝されてできる物質（アセチル CoA：糖や脂肪が TCA 回路に入るためには、アセチル CoA になる必要がある）のところに割り込んできます。脂肪がミトコンドリアの燃料として使われていると、ピルビン酸の入場門の先で脂肪からできたアセチル CoA がいっぱいになって渋滞しているので、ピルビン酸がミトコンドリアへ入っていくことができなくなります。

**つまり糖の不足によって、ミトコンドリアが糖ではなく脂肪を燃料としていると、乳酸はピルビン酸に変換されなくなり、歯髄内に乳酸が蓄積しやすくなっていきます。**

詳しくは、6 時限目 02「糖質制限と低酸素状態」でお話ししますが、このピルビン酸の流れを理解すると、「なぜ、長期に糖を制限してきた人がいきなり糖をたくさん摂ると歯が痛んだりむし歯ができたりするのか」このしくみがわかります。

ここでお話しした、「ミトコンドリアの酸素不足」と「象牙芽細胞へ供給される糖の不足による脂肪の燃焼」は、ともに活性酸素が過剰に発生します。現代社会におけるさまざまな要因（電磁波、紫外線、タバコ、アルコール、大気汚染、食品添加物、精神的なストレスなど）によっても、活性酸素が過剰に発生します。補講 3 回目でお話ししたように、活性酸素が過剰発生すると、即座に HIF が活性化されます。

4 時限目

# 03 HIF（低酸素誘導因子）は象牙芽細胞を歯虫に変える

## 過剰な活性酸素が HIF を活性化

　実は平時においても、歯髄内では常にある程度 HIF が活性化された状態になっています。3 時限目 04「歯髄の中で「赤ちゃん細胞のままでいる」ために必要なこと」でお話ししたように、赤ちゃん細胞である歯髄幹細胞は未熟な状態を維持するために、ミトコンドリアの働きを抑えておく必要があります。ですから、歯髄幹細胞は HIF を状況に応じて活性化させ、自身のミトコンドリアが働きすぎないようにコントロールしています。歯髄幹細胞を使った再生医療の研究でも、歯髄幹細胞の成長や分裂を実験室でコントロールするために、HIF については多くの研究論文が発表されています。

　象牙芽細胞は常に歯髄幹細胞の HIF にさらされますが、象牙芽細胞のミトコンドリアが糖を完全燃焼させて健全に機能している状態であれば HIF は分解されてしまい、象牙芽細胞に作用することはありません。

　ただ、3 時限目 01「歯髄のしくみ」の図「歯髄の中の動脈と静脈のエリア」でお話ししたように、象牙芽細胞は歯髄の中で "高酸素エリア" で生活しています。歯髄内における活性酸素の 1 番の発生源は、象牙芽細胞のミトコンドリアです。象牙芽細胞のミトコンドリアが健全でなくなると、HIF の活性化の影響をとても強く受けます（次図）。

158

くなる場合の代表例は、ミトコンドリアが脂肪を取り込んでいるときです。脂肪は、ピルビン酸が次に代謝されてできる物質（アセチル CoA：糖や脂肪が TCA 回路に入るためには、アセチル CoA になる必要がある）のところに割り込んできます。脂肪がミトコンドリアの燃料として使われていると、ピルビン酸の入場門の先で脂肪からできたアセチル CoA がいっぱいになって渋滞しているので、ピルビン酸がミトコンドリアへ入っていくことができなくなります。

**つまり糖の不足によって、ミトコンドリアが糖ではなく脂肪を燃料としていると、乳酸はピルビン酸に変換されなくなり、歯髄内に乳酸が蓄積しやすくなっていきます。**

詳しくは、6 時限目 02「糖質制限と低酸素状態」でお話ししますが、このピルビン酸の流れを理解すると、「なぜ、長期に糖を制限してきた人がいきなり糖をたくさん摂ると歯が痛んだりむし歯ができたりするのか」このしくみがわかります。

ここでお話しした、「ミトコンドリアの酸素不足」と「象牙芽細胞へ供給される糖の不足による脂肪の燃焼」は、ともに活性酸素が過剰に発生します。現代社会におけるさまざまな要因（電磁波、紫外線、タバコ、アルコール、大気汚染、食品添加物、精神的なストレスなど）によっても、活性酸素が過剰に発生します。補講 3 回目でお話ししたように、活性酸素が過剰発生すると、即座に HIF が活性化されます。

4時限目

# 03 HIF（低酸素誘導因子）は象牙芽細胞を歯虫に変える

## 過剰な活性酸素がHIFを活性化

実は平時においても、歯髄内では常にある程度HIFが活性化された状態になっています。3時限目04「歯髄の中で「赤ちゃん細胞のままでいる」ために必要なこと」でお話ししたように、赤ちゃん細胞である歯髄幹細胞は未熟な状態を維持するために、ミトコンドリアの働きを抑えておく必要があります。ですから、歯髄幹細胞はHIFを状況に応じて活性化させ、自身のミトコンドリアが働きすぎないようにコントロールしています。歯髄幹細胞を使った再生医療の研究でも、歯髄幹細胞の成長や分裂を実験室でコントロールするために、HIFについては多くの研究論文が発表されています。

象牙芽細胞は常に歯髄幹細胞のHIFにさらされますが、象牙芽細胞のミトコンドリアが糖を完全燃焼させて健全に機能している状態であればHIFは分解されてしまい、象牙芽細胞に作用することはありません。

ただ、3時限目01「歯髄のしくみ」の図「歯髄の中の動脈と静脈のエリア」でお話ししたように、象牙芽細胞は歯髄の中で"高酸素エリア"で生活しています。歯髄内における活性酸素の1番の発生源は、象牙芽細胞のミトコンドリアです。象牙芽細胞のミトコンドリアが健全でなくなると、HIFの活性化の影響をとても強く受けます（次図）。

## ☐ 象牙芽細胞は不健全になるとHIF活性化の影響を1番に受ける

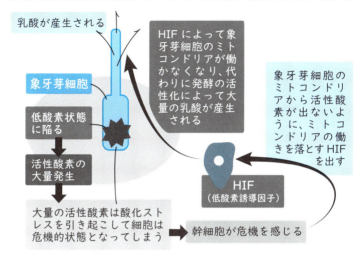

　現代は、歯髄を酸欠にしてしまう人が多くなっています。噛みしめ、歯ぎしりをする人がとても多いことも要因にあります。**歯髄は、噛みしめによって根尖孔の血管が圧迫されることで酸素が不足しやすく、老廃物である乳酸が溜まりやすい場所**です。さらに**長期に渡って糖の摂取を制限することやミトコンドリアにおける糖の利用障害を起こす現代社会の生活環境・食習慣・健康情報は、酸素欠乏と同じく過剰な活性酸素を産生するため、歯を健全に維持することが非常に難しい状況**となっています。

　歯髄における低酸素状態とHIFの活性化についてまとめると、次頁図のようになります。HIFは私たちの細胞を歯虫と同じように、糖を発酵させて乳酸を産生するように仕向ける、強力な"歯虫化物質"となっています。

4時限目

## ☐ 歯髄における低酸素状態と HIF の活性化

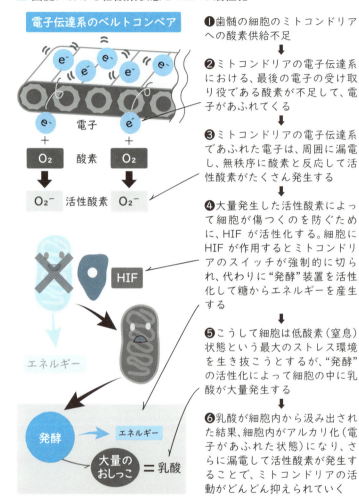

❶歯髄の細胞のミトコンドリアへの酸素供給不足
↓
❷ミトコンドリアの電子伝達系における、最後の電子の受け取り役である酸素が不足して、電子があふれてくる
↓
❸ミトコンドリアの電子伝達系であふれた電子は、周囲に漏電し、無秩序に酸素と反応して活性酸素がたくさん発生する
↓
❹大量発生した活性酸素によって細胞が傷つくのを防ぐために、HIF が活性化する。細胞に HIF が作用するとミトコンドリアのスイッチが強制的に切られ、代わりに"発酵"装置を活性化して糖からエネルギーを産生する
↓
❺こうして細胞は低酸素（窒息）状態という最大のストレス環境を生き抜こうとするが、"発酵"の活性化によって細胞の中に乳酸が大量発生する
↓
❻乳酸が細胞内から汲み出された結果、細胞内がアルカリ化（電子があふれた状態）になり、さらに漏電して活性酸素が発生することで、ミトコンドリアの活動がどんどん抑えられていく

酸素供給の不足と同じように、糖の摂取制限によって脂肪を燃焼させると、脂肪から大量の電子が抜かれてくることで活性酸素が過剰産生される

## リーキーデンティン
# 象牙細管のバリア崩壊

4時限目

**04**

### エネルギー不足になると象牙細管の栓がゆるむ

3時限目02「象牙芽細胞のしくみ：象牙芽細胞が歯を守る」で少し触れましたが、象牙芽細胞は、歯髄の外側に向けて象牙細管から体液を分泌しています。これを、"**象牙質の液体輸送システム（DFT）**"と呼びます。

歯髄の中は歯の外よりも内圧が高いので、圧力の差で歯髄の体液は外に出ていきます。象牙細管の体液の流れをコントロールしているのが象牙芽細胞のトームス突起です。象牙芽細胞がエネルギー不足に陥った場合、圧の高い歯髄側へ老廃物を排泄するのが困難になります。象牙芽細胞のミトコンドリアの働きが低下して発酵が優位になった場合、歯髄に乳酸が蓄積してきたときには、象牙細管の先端方向に排泄するしかなくなります。

象牙芽細胞のエネルギー不足が長期にわたると、トームス突起は退縮して歯髄側に短くなっていきます。こうなると、**露出している象牙細管には、乳酸による酸性環境でも生育可能な細菌が侵入し、象牙質に住みつくことになります**（次頁図）。

実際、露出した歯根の象牙質の象牙細管には、むし歯になっていなくても細菌の侵入が認められます。ミトコンドリアでエネルギー産生できなくなった象牙芽細胞では、象牙細管のバリア機能が落ちて漏れを起こした象牙質（リー

4時限目

## ☐ トームス突起の退縮より異物が侵入しはじめる

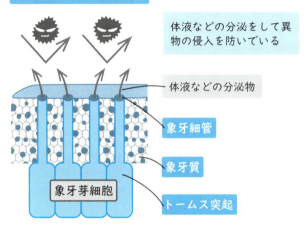

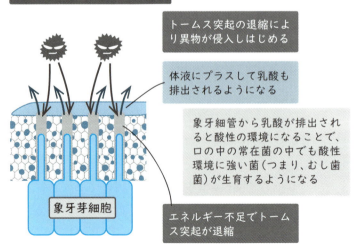

キーデンティン）となり、象牙細管内への細菌など異物の侵入も許してしまいます（本節最終項「象牙細管の漏れを起こした象牙質"リーキーデンティン"」）。

侵入した菌に由来する毒素は、歯髄に炎症を引き起こしていきます。

## 乳酸は象牙質の石灰化の足場も破壊へと導く

象牙質は骨と同じように、カルシウムなどのミネラル成分と体の繊維成分であるコラーゲンを主体とする有機成分からできています。コラーゲンの足場に、リン酸カルシウムやそれが結晶化したハイドロキシアパタイトがくっつくことで象牙質をつくっています（3時限目 02「象牙芽細胞のしくみ：象牙芽細胞が歯を守る」）。

コラーゲンは分解しにくいとても強いタンパク質です。しかしそのコラーゲンにも天敵のような酵素があります。**タンパク質を分解する酵素の中でも、「コラゲナーゼ」というコラーゲンを分解する酵素**です。象牙質の研究で、象牙質の中に埋め込まれた形で、コラゲナーゼ（正確にはマトリックスメタロプロテアーゼ：MMP）が存在していることが確かめられています。

象牙質に埋め込まれたコラゲナーゼは不活性の状態になっていて、活性化しないとコラーゲンを分解しません。しかし、コラゲナーゼの周囲が酸性になると活性化して、象牙質のコラーゲンを分解して象牙質を溶かしていきます。コラゲナーゼを活性化する酸性物質が乳酸です。研究では、虫歯菌由来の乳酸では活性化しにくいことが報告さ

れています。

　歯髄と象牙芽細胞で産生された乳酸は、前項でお話ししたように象牙芽細胞のバリアが壊れることで象牙細管の先に排出されます。その乳酸にコラゲナーゼが反応して、カルシウムとコラーゲンを同時に溶かしはじめ、象牙質は軟化してむし歯となります。

□ **乳酸によって活性化したコラゲナーゼが象牙質を溶かしていく**

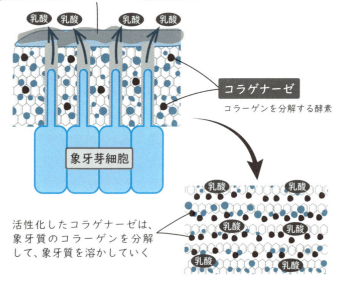

❶歯髄で産生された乳酸が、象牙芽細胞のバリアが壊れることで象牙細管の先に排出される
❷それにコラゲナーゼが反応して、カルシウムとコラーゲンを同時に溶かしはじめる

このコラゲナーゼですが、歯髄にある免疫細胞や線維芽細胞といわれる細胞たちからも放出されることがわかっています。また歯肉の炎症で集まってきた好中球と呼ばれる免疫細胞（白血球）からも、炎症によってたくさん放出されます。さらに、体がストレスを感じたときに唾液の中にもコラゲナーゼが含まれます。

このコラゲナーゼは強力にコラーゲンを分解し、1度効き出すと長時間作用が持続します。**コラゲナーゼの活性化がはじまってしまうと、コラーゲンを含まないエナメル質は残った形で、象牙質のコラーゲンが崩壊していくことによって、歯は内部（象牙質）から崩壊する形でむし歯が進行していくことになります。**

## 象牙細管の漏れを起こした象牙質 "リーキーデンティン"

象牙質には無数に象牙細管という管があり、これをバリアする象牙芽細胞が弱ると、歯髄内の体液は無秩序に外に漏れ出します。また外部から細菌などの異物も侵入してきます。本来は象牙細管を埋めている象牙芽細胞から体液が分泌されて、象牙質の健康を守っています。その象牙質を養う体液もエネルギー不足によって分泌されなくなり、歯髄側からは、発酵によって産生された乳酸が処理されずに排泄されていきます。

**象牙芽細胞のエネルギー代謝障害が起きて、象牙細管や象牙芽細胞同士のスクラムによってつくられた "バリア機能" が壊れ、歯髄内の体液が漏れ、外部からの異物が象牙**

4時限目　むし歯の真犯人は誰か？

細管に侵入してきてしまうことを"リーキーデンティン"（象牙細管の漏れを起こした状態の象牙質）と私が名づけました。

　象牙芽細胞が存在するうちはまだいいのですが、あまりにも歯髄の環境が悪化してしまうと、象牙芽細胞が死滅したままもとに戻らず、象牙細管が完全な空洞となってしまいます。象牙芽細胞が死滅したままの状態のリーキーデンティンは、いつ大規模な象牙質の崩壊が起きてもおかしくない危機的な状態です。

### ◻ リーキーデンティンのしくみ

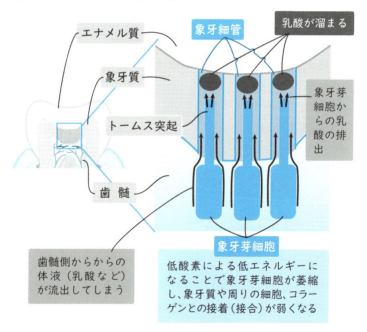

4時限目

# 歯髄内の細胞の生活環境が悪化すると"歯虫"を生む

# 05

## 歯を溶かす"歯虫"の正体とは？

　現代歯科学では、むし歯菌が砂糖を発酵させて乳酸を出し、その酸によって歯が溶かされてむし歯になると説明しています。では、むし歯菌はいつ糖（砂糖）を摂ることができるのかというと、口の中に糖があるときだけです。

　対して、人の体の血液には"常時"糖があります。よく血糖という単語を耳にしますが、この"**血糖**"とは**血液に含まれている糖のこと**です。血液には、絶対に糖が含まれています。血糖が低くなりすぎると、最悪、人は死に至る場合もあります。それくらい、生命にとって血糖は必須なものです。

　人が生まれてから死ぬまで、毎日毎日24時間、たえず糖を食べ続けている微細な生きものがいます。それが細胞です。特に赤血球は、ミトコンドリアを捨てたために、糖がなくなれば死滅します。補講1回目04「特殊な細胞"赤血球"」でお話ししたように、赤血球を除き、私たちの細胞はミトコンドリアで酸素を使って糖を完全燃焼させ、エネルギーをつくって生きていくことを基本設定としています。不健全な細胞は、糖をミトコンドリアで燃やすことができずに、不完全燃焼（発酵）させて乳酸を出します。このことから、巷の健康情報では血糖値を上げることがよくないといわれ、砂糖やはちみつは「毒」だとまことしやか

4時限目　むし歯の真犯人は誰か？

4時限目

に言われていますが、これは誤った情報です。実際は、ミトコンドリアが健全であれば、血糖値が上昇したときに糖が細胞に取り込まれてたくさんのエネルギーを産生し、余った糖はグリコーゲンとして蓄えられます。問題は、糖を不完全燃焼させている状態のときです。この状態で血糖が上昇すると、エネルギー不足の細胞は一気に糖を取り込みますが、糖を不完全燃焼させるので大量の乳酸を産生します。この病的な細胞の状態が、不調や病気を引き起こすのです。**歯を溶かす"歯虫の正体"とは、不健全になった私たちの歯髄の細胞であり、その中でも特に糖のエネルギー代謝の障害を起こした象牙芽細胞だったのです。**

注意してほしいのは、象牙芽細胞やHIFが悪いわけではないということと、次のことを理解しておきましょう。

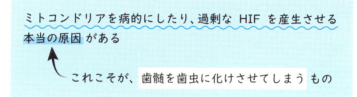

ミトコンドリアを病的にしたり、過剰なHIFを産生させる本当の原因があります。これこそが、歯髄を歯虫に化けさせてしまうものです。

歯髄を歯虫化させてしまう、むし歯の本当の原因は、6時限目でお話しします。その前に、5時限目で、歯髄が歯虫となるとどのようにむし歯ができていくのかを見ていきましょう。

5
時限目

# むし歯は、
# こうして
# できていく

むし歯はどうしてできるのでしょうか？
シンプルな答えとしては、「酸（乳酸）によって歯のカルシウムが溶けてしまう」ためだといえます。ただし、歯を溶かす酸（乳酸）を出すのは、むし歯菌だけではありません。
5時限目では、次のことを学び、むし歯のでき方について見ていきます。

❶むし歯菌がむし歯の原因であるならば、歯は表面から徐々に溶けていくはず
　➡なぜなら、むし歯菌は歯の表面にプラークをつくり、そのプラーク内の酸によって歯を表面から溶かしていくから
❷しかし、実際の人の体におけるむし歯のでき方を見ると、ほとんどのむし歯で、歯は"表面"ではなく"内部"の象牙質から溶かされている
❸象牙細管の向かう方向を見てみると、歯虫化した象牙芽細胞がどのようにむし歯をつくっていくのかわかる

5時限目

# 01 歯髄がむし歯をつくるしくみ

～象牙芽細胞の低酸素状態が引き金になる～

## 歯髄の中で象牙芽細胞が低酸素になりやすい場所はどこか？

歯髄では動脈から運ばれるかぎられた酸素を、優先的に象牙芽細胞に運ばれるということを3時限目01「歯髄のしくみ」でお話ししました。

象牙芽細胞は優先的に酸素が運ばれるエリアですが、そのエリアの中でも低酸素になりやすい場所とは、「血管（動脈）の血液が届きにくい末端にあたる場所」です。

その末端になる箇所が、歯髄の天井部分にあたります。天井部分の象牙芽細胞は、血液が減少したときに最初に低酸素状態に見舞われます（次頁上図）。

## 歯のどの部分がむし歯になるかは、どうして決まる？

さて、歯髄の天井部分のどの場所の象牙芽細胞が"歯虫化"するかによって、歯のどの部分がむし歯になるかが異なってきます。

次頁上図を拡大した次頁下図の「❶歯髄の中央部」と「❷歯髄の角（髄角）の部分」とで、象牙芽細胞が"歯虫化"されたときの溶かされ方が違ってきます。

詳しくは、次項から順番に見ていきましょう。

170

## ☐ 歯髄の天井部分は酸素が届きにくい

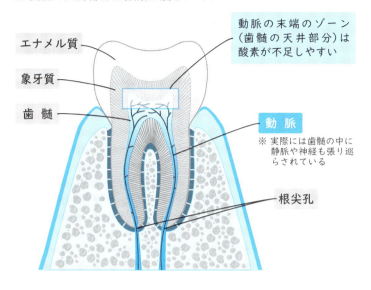

## ☐ 歯髄天井部分の象牙芽細胞のどこが歯虫化するかで、歯のどの部分がむし歯になるか変わる

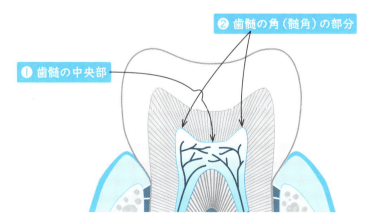

5時限目

# 02 ❶歯髄の天井の中央部が歯虫化した場合

## 歯髄の天井の中央部の象牙芽細胞が歯虫化する流れ

大臼歯では、歯の根が複数本あります（前項 01「歯髄がむし歯をつくるしくみ ～象牙芽細胞の低酸素状態が引き金になる～」の図「歯髄の天井部分は酸素が届きにくい」では、歯の根は 2 本描かれている）。根と根の間がちょうど歯髄の中央部分にあたるので、根尖孔から入った動脈の末端が歯髄の天井の中央部分になります。歯の構造的には、ちょうど噛みあわせの面の中央にある深い溝を裏打ちする部分が、この天井の中央部分にあたります。

4 時限目 04「リーキーデンティン 象牙細管のバリア崩壊」でお話したように、長期に渡りミトコンドリアが機能障害を受けた象牙芽細胞は、トームス突起の中のミトコンドリアにも機能障害が起きてエネルギー不足となり、トームス突起は退縮し、発酵によって産生された乳酸が象牙細管に排泄されていきます。

象牙細管に排出された乳酸は象牙質のカルシウムを溶かし、さらに乳酸の酸性によって象牙質内のコラゲナーゼが活性化しはじめます。コラゲナーゼは象牙質のカルシウム（ハイドロキシアパタイトやリン酸カルシウム）の足場になるコラーゲンを分解していきます。

象牙質では乳酸とコラゲナーゼによって、エナメル質よりも脱灰（カルシウムが溶け出す）が早く進んでいきます。

象牙細管の先端部では、象牙細管が先端部に向けて木の枝のように複数に枝分かれしています。このために、象牙細管の先端にあたる、象牙質とエナメル質の境目（エナメル象牙境）近くでは、脱灰が境目に沿って横に広がります。

　1時限目07「歯医者はむし歯を見つけたらすぐに削り取る」でお話しした"う蝕円錐"というむし歯のできかたは、象牙細管の枝分かれによって、エナメル象牙境を底面とした円錐形の形をつくっていきます（次図）。

□ **歯髄の天井の中央部の歯虫化は円錐状に広がっていく**

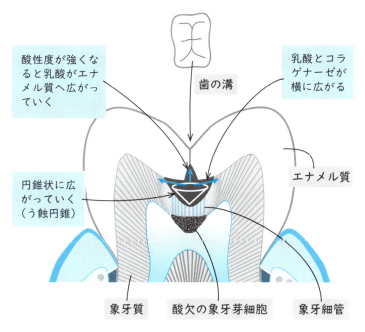

5時限目

## エナメル質は強固な結晶の集まり

　エナメル質に比べて象牙質のほうが酸にとても弱いことは、1時限目でお話ししました。

　象牙細管に排出された乳酸によって象牙質のほうがエナメル質よりも早く大きく溶かされます。

## 歯の溝の深さや形も人それぞれ

　歯の噛みあわせの面には、裂溝と呼ばれる溝があります。この溝は深く、象牙質にまで達する人もいれば、とても浅い人もいます（次図）。この溝に対応する象牙質は、酸素が不足しやすい歯髄の天井の中央部分にあたります。特に溝が深い場合、象牙質に溜まった乳酸が溝に排出されやすくなるので、溝の部分のむし歯として現れてきます。

□ 歯の溝の深さや形（小窩裂溝）はいろいろある

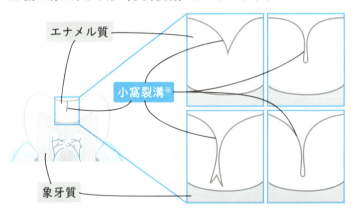

小窩裂溝　奥歯の噛みあわせの面やほっぺた側に存在する歯の溝。

唾液の酸の中和力や唾液に含まれるカルシウムが十分に
あって、歯に汚れがべったりとついていなければ、乳酸は
唾液で自然に清掃されます。そして唾液のカルシウムに
よって再石灰化するので、エナメル質はむし歯になりませ
ん。**唾液の中和力、カルシウムの量、溝の清掃状態が、産
生された乳酸の力を上回れば酸性環境を回避できるので、
むし歯にならない**ということです。ただし象牙質の場合は、
乳酸によっていったんコラゲナーゼが活性化されてしまう
と、コラーゲンの分解が進行してしまい、脱灰して象牙質
が溶かされていく可能性があります。

## むし歯を拡大させる要因としての菌

　基本的に菌は酸に弱いものですが、中には酸に強い菌(耐
酸性菌)もいます。この**酸に強い菌が"むし歯菌"と呼ば
れる、自らも酸を産生する菌**です。歯の溝の中の環境が悪
くなる(酸性の状況になる)と、酸性の環境でも生きるこ
とができる菌(耐酸性菌＝むし歯菌)が歯の溝の深い部分
に住みつきます。

　むし歯を拡大させる要因のひとつが"むし歯菌"ですが、
次のような流れでむし歯ができていきます。

❶まず歯髄の細胞の生活環境の悪化から、象牙芽細胞が不調
　をきたす

❷象牙質、エナメル質へ乳酸を排泄し、唾液の中和力が弱い
　場合、歯の中で乳酸が溜まった場所は酸性環境になる

❸常在菌の中で、❷の酸性環境でも生きられる耐酸性菌であ
　る"むし歯菌"が住みつく

5時限目

　前頁の❸における"常在菌"については、むし歯ができた場所の菌を採取して顕微鏡で調べてみると、口の中の常在菌の中でも酸性環境に強いむし歯菌を観察することができます。

　つまり、1時限目03「"生態学的プラーク説"を紐解く」で少しお話ししたように、「**常在菌であるむし歯菌が、強い酸性に環境を変化させて歯を破壊しているのではない**」と考えられるということです。

　**体の中の環境を変えるのは、あくまで自分の細胞であって、細胞の代謝が病的になってやむを得ず酸性環境になってしまったところに、酸に強いむし歯菌が住みついている**と考えるほうが合理的なのです。

　むし歯の部分にむし歯菌がいるというのは原因ではなく、あくまで"結果"を見ているにすぎません。

　また、巷の健康情報では、乳酸菌は善玉菌とされていることを思い出してください。乳酸菌は腸の中を乳酸によって弱酸性にします。この弱酸性が、酸に弱い悪玉菌の繁殖を抑えるとされているのです。

　膣を例に挙げると、膣内は主に乳酸によってpH4.5以下の強い酸性環境になっていて、雑菌やカビ菌の繁殖を抑えています。そう考えると、**乳酸菌であるむし歯菌の存在は、毒性の強い菌が、崩壊してしまった象牙質に入り込んで腐敗させたり、歯髄内へ入って炎症を引き起こさないために、溶けた象牙質に住みついて、実は初期的には保護作用をしているのかもしれません。**

## エナメル質が崩壊したときに、
## はじめて「むし歯ができた」と気づく

　患者さんの話で、「むし歯が突然できた！」とか「今まで気づかなかったけど、突然、歯に穴が開いていた」といったことをよく耳にします。

　歯医者に、「なんでこんなに穴があくまで放って置いたんだ！」と怒られたことはありませんか？

　実はこの「むし歯が突然できた！」は、現れたのが突然だっただけで、歯の内部の象牙質でじわじわと歯が溶かされていたことに気がつかなかっただけです。

　ではなぜ、むし歯は突然現れるのでしょうか？

　5時限目02「❶歯髄の天井の中央部が歯虫化した場合」の最初の図「歯髄の天井の中央部の歯虫化は円錐状に広がっていく」でお話ししたように、ますます象牙芽細胞の機能障害が進み、リーキーデンティンの状態で歯髄側から乳酸が漏れ出てくると、乳酸とコラゲナーゼによって、エナメル質の殻の内部で象牙質が大きく溶けていきます。

　象牙質は硬さを失って軟化していき、ぶよぶよの状態（軟化象牙質）になっていきます。

　エナメル質は、硬いけれどももろい（欠けやすい）性質があります。エナメル質は、象牙質に裏打ちされている（支えられている）ことで、強い噛みあわせの力にも欠けずにいられます。**エナメル質と象牙質をくっつけているエナメル象牙境のコラーゲンが破壊され、さらに象牙質が軟化するとエナメル質は支えを失ってしまいます。**そうすると、**エナメル質は力に対して非常にもろくなり、ある日突然、**

弱い力で大きく崩壊してしまいます。そして、大きな穴が現れます（次図）。

□ **象牙質の軟化で、エナメル質は崩壊する**

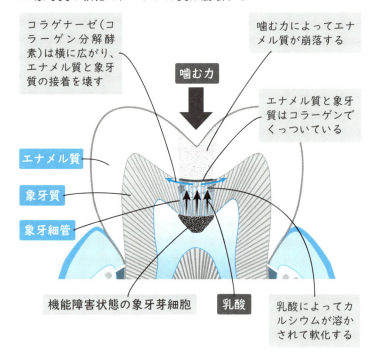

活性化されたコラゲナーゼによってエナメル質と象牙質の接着も失われ、エナメル質の内部で象牙質が軟化することで、あるときちょっとした力で突然エナメル質が崩落し、大きなむし歯が現れることになります。

この「むし歯が突然できる（現れる）」しくみは、自然界にも存在しています。

1時限目02「むし歯ができるしくみ」で、図「鍾乳洞ができるしくみ」を取りあげました。なぜ鍾乳洞を取りあげたのかというと、むし歯が突然現れるしくみを説明するためです。

　「むし歯ができるしくみは鍾乳洞と同じ」というのでは少し説明不足で、実は"**セノーテ**"ができるのと同じなのです。セノーテとは、中米ユカタン半島の低平な石灰岩地帯に見られる「**陥没穴に地下水が溜まった天然の泉**」のことです。

　セノーテは、地面の下の石灰岩が溶かされて、支えを失った地面が崩れることで大きな陥没穴が出現します（次図）。

□ **セノーテができるしくみ**

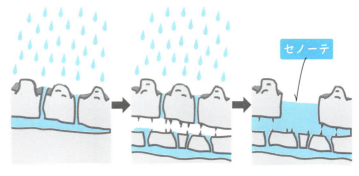

石灰岩の割れ目や断層に染み込んだ雨水によって溶かされたり削られたりして、地下に水路ができる

長い年月をかけて地下の水路が幾重にも重なり、一部は空洞となり、鍾乳洞ができていく

セノーテは地面の下の石灰岩が溶かされ、支えを失った地面が崩れ落ちることで、大きな陥没穴が現れ、そこに地下水が溜まったもの

5時限目　むし歯は、こうしてできていく

5時限目

　エナメル質はある程度溶かされますが、崩壊するのは、象牙質の支えを失って噛みあわせの力が加わったときです。この、**「象牙質が軟化して支えを失ったエナメル質が崩壊して現れるむし歯のでき方」**を**「セノーテ式のむし歯のでき方」**と、私は呼んでいます。

　小学生のときに、6歳臼歯（6歳ごろに生える、第一大臼歯）が生えてきてからできる大きなむし歯は、セノーテ式で現れると考えています。6歳臼歯が生えてくる途中で、汚れ（プラーク）がべったりついていてもむし歯がなかったのに、上下で歯が噛みあったとたんにむし歯が現れます。これは、内部の象牙質が弱い状態で生えてきてしまい、歯が生えきって強い噛みあわせの力がかかったとたん、力に耐えきれなくなったエナメル質が崩壊したことで起きます。

　このセノーテ式のむし歯の症例は、最後のLHR（ロングホームルーム）の時間に考察します。

# ❷歯髄の天井の角（髄角）が歯虫化した場合

5時限目
03

## 髄角のエリアでは、象牙細管が走行する方向によってむし歯ができる箇所が異なる

5時限目01「歯髄がむし歯をつくるしくみ 〜象牙芽細胞の低酸素状態が引き金になる〜」の図「歯髄天井部分の象牙芽細胞のどこが歯虫化するかで、歯のどの部分がむし歯になるか変わる」で触れた"❷歯髄の角（髄角）の部分"を詳しく見ていきます（次図）。

□ 象牙細管が向かう方向によってむし歯ができる箇所が変わる

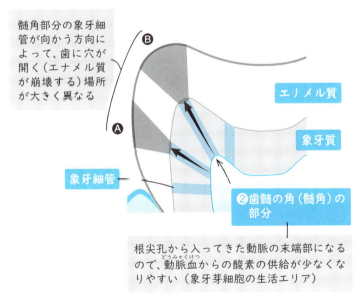

髄角部分の象牙細管が向かう方向によって、歯に穴が開く（エナメル質が崩壊する）場所が大きく異なる

エナメル質

象牙質

象牙細管

❷歯髄の角（髄角）の部分

根尖孔から入ってきた動脈の末端部になるので、動脈血からの酸素の供給が少なくなりやすい（象牙芽細胞の生活エリア）

5時限目

　髄角は歯髄の空間（歯髄腔）の天井の角になっている部分で、動物の"角"のような形をしています。この髄角の部分も、根尖孔から入ってきた動脈の末端部になるので、動脈血からの酸素の供給が少なくなりやすい象牙芽細胞の生活エリアです。

　この髄角のエリアでは、象牙細管が向かう方向によってむし歯ができる箇所が異なってきます（前頁図 **Ⓐ**、**Ⓑ**）。

　前頁図の **Ⓐ** のように象牙細管が斜め横方向に向かう場合、隣の歯と接している面（隣接面）にむし歯ができます（次頁図）。いわゆる、歯と歯の間のむし歯です。

　髄角の象牙芽細胞が歯虫化して乳酸を排泄すると、エナメル質に接する象牙質は、脱灰し軟化します。そうすると、エナメル質は支えを失い、力がかかるとひび割れて崩落してしまいます。これが前節でお話しした"セノーテ式のむし歯"で、エナメル質の崩壊が起こります。ここで"**かかる力**"が"**噛む力**"です。

　歯は"噛む力"によって、歯と歯の間に強い力がかかったり微妙に動くことで、隣の歯との接触面のエナメル質が崩落します。

　次図の黒斜線の部分（**ⓘ**）はエナメル質が崩落しても、隣の歯の面によって蓋をされた状態になり、唾液によって洗い流されることが難しいので、この部分には乳酸が溜まっていきます。このように乳酸が停滞すると隣の歯のエナメル質が溶かされ、エナメル質表面が着色したような表面上のむし歯が発生します。この場合、隣の歯のむし歯は、通常、ごく軽症です。

182

## □ 象牙細管が斜め横方向に向かうと歯と歯の間にむし歯ができる

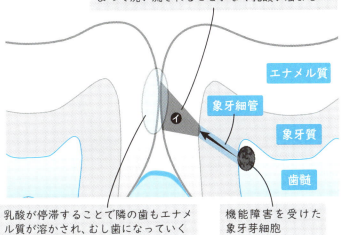

エナメル質が崩落して歯が溶かされても、隣の歯の面によって蓋をされた状態になり、唾液によって洗い流されることがなく乳酸が溜まる

乳酸が停滞することで隣の歯もエナメル質が溶かされ、むし歯になっていく

機能障害を受けた象牙芽細胞

もし、歯と歯の間となる隣接面についたむし歯菌によって歯が溶かされるのであれば、両側の歯が等しく溶かされていくはずです。臨床的には、片側の歯が大きなむし歯になっていても、その反対側の歯は無傷であったり、エナメル質に少し着色した軽度のむし歯であることが高い頻度で見られます。

これは、「歯が溶かされるのはむし歯菌が原因」とすると説明がつきにくいですが、**象牙芽細胞が歯虫化した**」と考えると説明がつきます。

このことからも、**むし歯をつくるのは「私たちの細胞自身が病的になったためである」**といえます。

## 奥歯のエナメル質が1番厚いところから
## むし歯になる酸蝕症の正体

　奥歯の噛みあわせの面には、山のような場所（咬頭）と、溝になっている場所（裂溝）があります。

　咬頭はエナメル質も厚く山のようになっていて、咀嚼で常に擦られているので、汚れもむし歯菌も付着したままにはなりにくい場所ですが、この山（咬頭）の頂上部分から溶けていくむし歯があります。これは、100％むし歯菌が原因とは思われていないので、"酸蝕症"ということになっています。**酸蝕症とは、酸性の飲食物の摂取で歯が溶かされたり、逆流性食道炎や嘔吐などのように、胃酸が口の中に逆流することで歯が溶かされることです。**

　現代歯科学では菌以外の酸によるものと考えられていますが、この説も、口の中は酸が均等に歯に作用するはずなのに、なぜ1番エナメル質が分厚い咬頭部だけが溶かされるのか説明がついていません。

　そこで「象牙芽細胞の歯虫化によって起こる」と考えるとどうでしょうか？　髄角部分の象牙細管が上に向かう場合（3頁前の図「象牙細管が向かう方向によってむし歯ができる箇所が変わる」**B**）、この部分の象牙芽細胞が歯虫化すると、歯の咬頭部分のエナメル質が崩壊していきます。

　上に向かっている象牙細管の中の象牙芽細胞が機能障害を起こすと、咬頭を支える象牙質が軟化してしまいます。咬頭の部分は噛む力が常にかかりやすい場所なので、ここでも前節でお話ししたとおり、セノーテ式に崩壊していきます。噛みあわせの大きな力によって、咬頭のエナメル質

### □ 咬頭部が溶ける酸蝕症は象牙芽細胞の歯虫化によって起こる

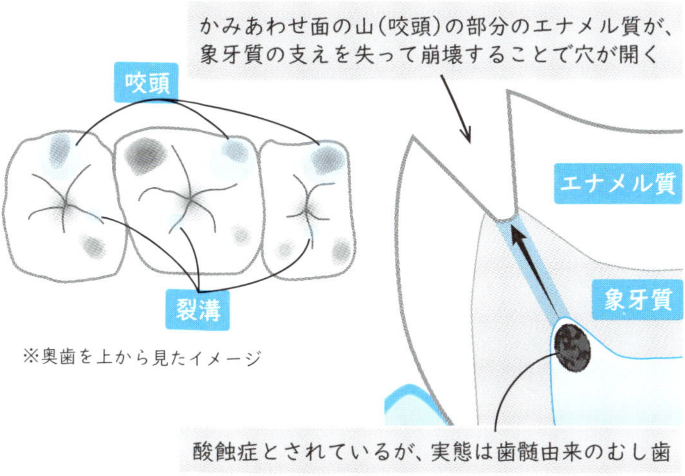

かみあわせ面の山（咬頭）の部分のエナメル質が、象牙質の支えを失って崩壊することで穴が開く

咬頭

裂溝

エナメル質

象牙質

※奥歯を上から見たイメージ

酸蝕症とされているが、実態は歯髄由来のむし歯

は早い段階でひび割れていきます（上図）。

　食事のときの咀嚼によってかかる力以外にも、異常な負...となる"歯ぎしり""かみ締め"があると、すぐさま咬...エナメル質は崩落します。さらに噛みしめは、根尖孔...圧迫するので歯髄は血行障害を起こし、象牙芽細...します。すると咬頭のエナメル質には穴が開き、...ます。露出した象牙質の表層は、乳酸とコ...て軟化しているので、この部分は噛みあ...て除去され、クレーターのように咬頭...ている歯髄由来のむし歯ができて

　　　　　　　　　穴が開くのは歯にとっては幸...期に穴が開くことで、エナメル

5時限目

質の内側に乳酸が長期間溜まることがなくなります。咬頭部分のエナメル質が崩壊することで、解放された象牙細管から乳酸など歯を溶かす成分が排出され、象牙細管の乳酸も唾液によって中和されます。乳酸の排泄が終われば再石灰化が促進されるので、5時限目02「❶歯髄の天井の中央部が歯虫化した場合」でお話しした「歯の溝の下で起こるむし歯」よりも、象牙質を大きく失わずにすむ可能性があります（次図）。

□ 咬頭の部分に早期に穴が開くのは、歯にとってはラッキー

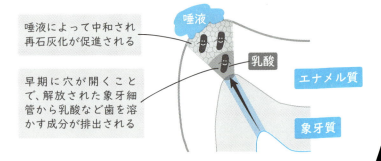

## 古代の人はむし歯ができにくかった

　古代の人骨の歯を観察すると、古代人の咬合面（こうごうめん）（上の歯と噛みあう面）は、食べものに含まれる砂などによってり減っていて、象牙質が露出しています。それゆえに、代の人骨では歯の溝などの咬合面のむし歯は観察されん（次頁図）。

　現代人は食べるものがよくなってやわらかいものなったので、噛むことで歯が摩耗して咬合面の象

### ◻ 古代人の歯は象牙質が露出している

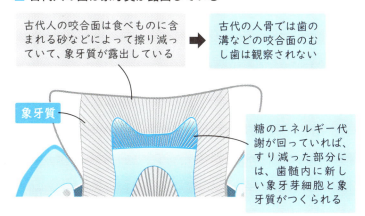

古代人の咬合面は食べものに含まれる砂などによって擦り減っていて、象牙質が露出している

古代の人骨では歯の溝などの咬合面のむし歯は観察されない

象牙質

糖のエネルギー代謝が回っていれば、すり減った部分には、歯髄内に新しい象牙芽細胞と象牙質がつくられる

出するといった状況はなくなりました。こういったことも、現代人に歯が崩壊するような形のむし歯が多い原因ではないかと私は考えています。

　古代の人たちの歯の咬合面は摩耗して、象牙質、象牙細管が露出しています。古代の人は象牙質が露出することで、老化などによって代謝が落ちて乳酸が産生されても、解放された象牙細管が排出路となり、さらに唾液で洗い流されるので、エナメル質の内部で乳酸が溜まらずに大きなむし歯ができにくかったのではないかと推測されます。

　同じ原理かと思いますが、臨床では、乳歯のむし歯で、**むし歯の穴が大きく解放されると、唾液で灌流されてむし歯の進行が停止することがあります。**

　現代医学では、外からの原因によって病気が発生するとしか考えませんが、意外にも自分の細胞に視点を向けると、さまざまな病気の真犯人が見えてくるかもしれません。

5時限目

# 04 露出した象牙質は乳酸と コラゲナーゼに侵される

### [根面う蝕] 乳酸とコラゲナーゼは
###　　　　　　外からも攻めてくる

　老化によって歯茎(はぐき)が退縮すると、歯の根の象牙質が露出してきます。健全な象牙芽細胞が維持されていれば、象牙細管を通して象牙質を養う体液が分泌され、象牙質は健全に維持されます。また唾液の量や質が健全であれば、歯は唾液によって脱灰(カルシウムが溶け出す)から守られます。

　老化によって歯肉が退縮し、露出した歯の根の部分の象牙質がむし歯になった状態を、"根面う蝕"といいます。

☐ 根面う蝕とは

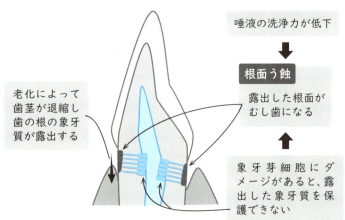

象牙質は本来、エナメル質や歯肉という組織で覆われて保護されています（1時限目05「エナメル質に比べて、象牙質は圧倒的に酸（乳酸）で溶けやすい」）。その保護作用がなくなった象牙質は、外界にもろにさらされます。根面う蝕は、歯髄からの内的要因と外界からの要因によってむし歯ができます（次図）。

### ◻ 露出した象牙質を溶かす内外の4つの要因

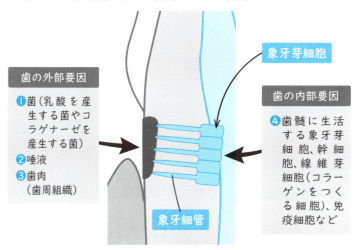

では、❶～❹をそれぞれ見ていきます。

### ❶菌

乳酸菌の一種であるむし歯菌で、乳酸を産生します。また、菌の中にはコラゲナーゼを産生する菌がいるので、**歯のブラッシング不良や歯科医院での定期的なクリーニング**

5 時限目

をしていない場合には、菌によって歯根面は溶かされます。ただし❷の唾液の量や質が健全であれば、唾液の洗浄力によって菌による作用はかなり弱まります。

### ❷唾液

体の代謝が健全（ミトコンドリアの糖のエネルギー代謝が機能している状態）であれば歯を守る作用をします。

象牙芽細胞が歯虫化すると、乳酸を産生するのと同じように、唾液をつくる唾液腺の細胞のミトコンドリアの機能が侵されて、糖を発酵させてしまい、唾液が酸性化してしまいます。この場合、酸を中和することはもちろん、再石灰化もできなくなります。

また、このように体の細胞が糖を乳酸に変えてしまうような"ストレス状態"では、唾液からコラゲナーゼなどのタンパク質分解酵素が出されます。すると、唾液に含まれるコラゲナーゼが露出した象牙質を溶かしてしまい、根面う蝕がさらに発生しやすくなります。

### ❸歯肉

歯と歯茎の境目にあたる歯肉は、血管の最末端になる場所なので、とても酸欠を起こしやすく乳酸を産生しやすい場所です。歯と歯茎の境目は汚れも溜まりやすく菌も繁殖しやすい場所なので、菌の毒素にもさらされます。歯と歯茎の境目にあたる歯肉は、酸素の不足や炎症を起こすと乳酸を産生します。また菌が侵入してくると、免疫細胞（白血球）が菌をやっつけにきてコラゲナーゼを大量に分泌す

ることで、**象牙質は溶かされていきます**。またエナメル質も、乳酸によって歯肉に沿って脱灰して白くなる場合があります。

### ❹歯髄側の要因

　歯髄側の要因として、**歯髄側から乳酸が排出され、コラゲナーゼが活性化する**ことです。歯髄も老化や血行障害、酸化ストレスによって、繊維化や石灰化、脂肪変性などの変性（老化現象）を起こします。歯髄内の血液の供給が少なくなり、象牙芽細胞も死滅したまま再生されず、象牙芽細胞が分泌して象牙質を養う体液（象牙質液）も減少します。

　また酸欠によって、象牙芽細胞など歯髄内の細胞の機能障害が起きたり死滅したりすると、免疫細胞がやってきてタンパク質を溶かして掃除します。このとき、コラゲナーゼも出されるので、象牙細管がリーキー状態（穴だらけ）だとコラゲナーゼが漏れ出てくると考えられます。これも、唾液の洗浄作用がしっかり働いていれば歯を溶かす作用は中和されますが、老化や糖のエネルギー代謝が阻害されて（糖をミトコンドリアで完全燃焼できていない）唾液の量や質が低下すると、さらんと洗浄するのが難しくなります。

　根面のむし歯は、以上の4つの要素が絡みあって発生します。

5時限目　むし歯は、こうしてできていく

5時限目

# [ くさび状欠損 ] 歯みがきで歯が崩れていく

　また、"くさび状欠損"という歯の根っこに"くさび"を打ったように削れている状態があります。歯茎が退縮して露出した象牙質がもろくなると、ブラッシングをするときに歯ブラシの毛先で強くこすると歯の根元がえぐれるように削れてしまいます。歯ブラシの毛先が入り込む形で、くさび状に根面に穴が開いていきます。原因は、根面う蝕と同じですが、違いは歯ブラシが強くあたってしまっているということです。**軟化した象牙質が強いブラッシングの圧力で、削り取られていきます。**

　老人の場合はすでに歯髄の大半は委縮しているので深く進むことはありませんが、若い人ほどエナメル質の内側に食い込むように削れていきます。

□ **くさび状欠損のしくみ**

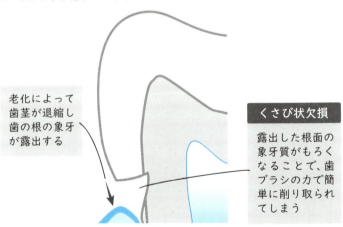

老化によって歯茎が退縮し歯の根の象牙が露出する

くさび状欠損
露出した根面の象牙質がもろくなることで、歯ブラシの力で簡単に削り取られてしまう

# 唾液が歯を守る

**5時限目**
## 05

### 唾液が潤滑ならホワイトスポットはできない

　前節の４つの要素で、とても大事なのが"唾液"です。唾液の中和力、抗菌力、再石灰化力が落ちると、歯は溶かされていきます。

　エナメル質の面に、白い斑点ができることがあります。これを"ホワイトスポット（白濁）"といいます。歯の表面にあるエナメル質の脱灰（カルシウムが溶け出す）によって発生するとされています。エナメル質は半透明なので、カルシウムが溶け出してくると光が乱反射して、すりガラスのように白く見えます。

　歯の表面が溶けた場合、表面がざらついて、ざらついた面には食べものの色素がくっつきやすくなるので、本来なら茶色く色がついてくるはずですが、多くのホワイトスポットは長期にわたって白いままです。臨床的にも、ホワイトスポット部分の表面を触っても、まったくざらつきがない場合が多くあります。

　ホワイトスポットは、前歯の唇から露出してしているラインに沿って発生することが多く、口呼吸などで口が"ポカン"と開いて、上の前歯が唾液で湿潤せずに乾燥すると、唾液の歯を保護する力が働かなくなって発生すると考えられています。ホワイトスポットの表面が、なぜ滑沢（滑らかでつやがあること）で脱灰していても着色しないで、象

5時限目

牙質に裏打ちされた部分かつ、唾液が浸潤しない場所に発生するのかというと、象牙芽細胞が軽度に歯虫化して、歯の内部であるエナメル象牙境付近が軽度に脱灰し、さらに唇から前歯が露出することで唾液の保護作用が機能しない場所になるからです。

■ **ホワイトスポットのしくみ**

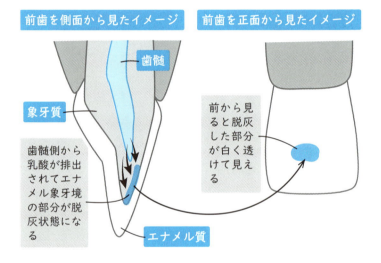

　下側の歯の裏側は、舌によって唾液が循環しやすく唾液の保護作用が働いて歯が守られているので、ホワイトスポットになりにくくなります。ホワイトスポットには歯髄の糖のエネルギー代謝と唾液で歯をよく潤すことが有効で、歯の表面にしかフッ素を沈着させないフッ素塗布は、エナメル質内部の脱灰まで修復できないので有効ではありません。

## むし歯の原因はミトコンドリアにおける糖の利用障害

5時限目

**06**

### むし歯も病気も、微生物のような"病原体"が原因ではない

　むし歯の場所、つまり病気の場所に微生物がいたから「微生物が病気の原因だ」とするのは、結果と原因をはき違えていることになります。むし歯についてどういうことか整理すると、ここまでお話ししてきたように、菌は基本的に酸性環境に弱いものです。自分の細胞の代謝が病的になり、組織を健全に維持することができなくなって酸性環境になってしまった象牙質に、常在菌の中で耐酸性菌（酸を産生する菌）が住みつくことによって、むし歯の場所にむし歯菌が観察されたという結果を見ているだけだと考えられるからです。

　**病気は微生物のような"病原体"が原因ではありません。病気になるかどうかは、私たちの細胞が健全であるかどうかにかかっています。**

　歯科治療は、口の中の常在菌を敵とすることを基礎概念として行われてきました。もしかしたら私たちは、常在菌と戦うという不毛な信仰を、長年にわたってやってきたのかもしれません。

### 偉人たちは最期に真実を語る

　現在の大学教育で取りあげられることはなく、一般的な

5時限目

健康情報でも、まず目にすることはありませんが、過去の偉人たちも「**病気の原因は微生物のような病原体（病原体仮説）ではなく宿主説こそ真実だ**」と唱える人たちがいました。近代細菌学の開祖といわれるルイ・パスツール（1822〜1895：フランスの生化学者、細菌学者）も、死に際にこんな言葉を残しています。

> ベシャンは正しかった。微生物は何もしない。
> 宿主の状態がすべてだ

ベシャンとは、アントワーヌ・ベシャン（1816〜1908：フランスの医師、化学者、薬学者）のことです。パスツール本人が、自身の偉大な業績と謳われた「微生物が病気を引き起こす」という考え方そのものが間違いであり、生前は徹底的に否定してきたパスツールの師であるベシャンの提唱した「病気は免疫システムが弱まることで起こる」という考え方が正しかったと臨終のときに言い残しているのです。ベシャンは次のような言葉を残しています。

> 病気を引き起こすのは微生物ではない。微生物の感染後に
> 病気になるかどうかは、私たち人間の体の状態次第である

これは微生物が病気の組織の原因になるのではなく、微生物は自然の生息地（微生物自身が住みやすい生息地）、つまり病気の組織を求めるということです。微生物であるむし歯菌も、細菌自身が生息するのに適した場所が見つか

れば、そこで生活し増殖するのです。さらに、白血病の発見で知られ、病理学の父といわれるルドルフ・フィルヒョウ（1821 〜 1902：ドイツの医師、病理学者、先史学者、生物学者、政治家）も次のようなことを語っています。

> 病気は外来の病原体が引き起こすのではなく、
> 私たちの細胞の不調和から起こる（細胞説）

　たとえば、病気ではなくても「腸内の善玉菌を増やそう」という健康情報のキャッチコピーがあります。本来は外から善玉菌を取り入れるのではなく、健全な状態の細胞（ミトコンドリアの糖のエネルギー代謝が健全に機能している）がつくり出す腸内環境であれば、腸の中は善玉菌が自然に生息する環境になっていて、別に外から善玉菌を摂らなくても自然に善玉菌の比率が高くなり、かつ全体の菌の数は少なく、免疫に負荷がかからない環境になっているということなのです。

　1時限目でも触れましたが、むし歯菌といわれている菌の主役は乳酸菌の種類であり、巷では腸の状態をよくする善玉菌といわれている常在菌です。**善玉菌であるはずの乳酸菌（むし歯菌）が私たちの歯を壊すのではなく、細胞が不健全になってしまい、乳酸菌が歯に住みついてしまう環境を、私たち宿主側がつくり出している**のです。その"結果"を見て、原因とはき違えているのです。

　象牙芽細胞の不健全化（歯虫化）によって、むし歯ができる過程を見ましたが、これを踏まえて過去の偉人たちの

5時限目

言葉からくみ取ってほしいことをまとめると、繰り返しのようになりますが、次の2つです。

❶病気になるかどうかは微生物に感染したかどうか以前に、私たちの細胞が健全であるかどうかが大きな鍵となる

❷ミトコンドリアが糖を完全燃焼している（糖のエネルギー代謝）状態になっていることで、細胞の健全性を保てる。それによって、体内は健全な環境を維持することができる

## これからの歯科の役割を考える

むし歯だけでなく、歯周病、新型コロナウィルス感染やガンなど、**すべての病気に共通する根本原因は、微生物など外的な要因に原因を求める（病原体仮説）のではなく、"宿主の状態（宿主説）"**だということをしっかり認識してください。特に歯科の分野は、口の中の常在菌を兵糧攻め（糖の制限）にして、自分の唾液腺や歯髄の細胞も兵糧攻めで痛めつけるという"概念（考え）"が長年にわたり進化していないだけでなく、全身の不調を助長し、結局は歯を弱めてしまうということをしてきました。糖を制限させる歯科衛生指導がミトコンドリアの糖のエネルギー代謝を壊すことで、慢性疾患の蔓延にもひと役買ってしまいました。元気のない子どもが増えるのも当然です。

歯科に"宿主説"と"糖のエネルギー代謝"の視点が入ってパラダイムシフトすることで、常に歯を削るというスタイルの治療がなくなるだけではなく、**歯科における定期的なメンテナンスで口の中の変化を観察すれば、多くの慢性疾患の予防や治癒に貢献できるようになる**はずです。

198

# 6
時限目

# 象牙芽細胞を "虫"に変えるのは何なのか？

象牙芽細胞のミトコンドリアが糖を取り込んでエネルギーをつくっている「糖のエネルギー代謝が回っている」状態で、クリーンに大量のエネルギーを産生できていることが絶対に必要です。巷では、ミトコンドリアの糖のエネルギー代謝の障害を起こすようなものが、「健康にいい」と喧伝され信仰されています。このニセ情報こそが本当のむし歯の原因であり、すべての慢性疾患の原因であるといっても過言ではありません。6 時限目では、次のことを学びます。

❶象牙質を溶かすのは乳酸とコラゲナーゼ（コラーゲン分解酵素）だが、主犯はやはり乳酸

❷乳酸は、象牙質に埋入されているコラゲナーゼを活性化させる

❸糖のエネルギー代謝が回っていれば、糖は乳酸にはならない

❹ミトコンドリアが糖を燃やせなくなって糖を腐敗（発酵）させてしまう"糖の利用障害を引き起こすもの"こそが真犯人

6時限目

# 01 歯髄は乳酸処理が命

## 象牙芽細胞はリスクを負っても乳酸を出す幹細胞と同居しなければならない

　なぜ、象牙芽細胞にとって毒性の排泄物である乳酸が溜まりやすい歯髄という狭い閉鎖空間で、乳酸を排泄する歯髄幹細胞（赤ちゃん細胞）と同居しているのでしょうか？

　それは歯を守るためです。

　歯は食べものや異物にさらされて、噛みあわせの力で何十キロもの力がかかる過酷な役割を持つ組織です。象牙芽細胞が住む歯髄は血行障害が起きやすく外界からもストレスがかかるので、象牙芽細胞は常にダメージを受けていて死滅に追い込まれやすい状況にいます。象牙芽細胞が死滅すると、歯を守るために赤ちゃん細胞が即座にやってきて、そこで新しい象牙芽細胞に分化（成熟）して代わりを務めます。このように歯髄内で乳酸を出す赤ちゃん細胞ですが、同居していることで、速やかに死滅した象牙芽細胞の代わりに再生されるので、象牙質の維持には好都合なのです。

## 問題は歯髄幹細胞が出す "乳酸"

　歯髄幹細胞は乳酸を出します。象牙質は酸性にとても弱いので、歯髄に乳酸が溜まると象牙質を溶かしてしまいます。乳酸は歯にも細胞にとっても "毒" となる物質で、ミトコンドリアの糖の利用障害を起こすことで象牙芽細胞の

活動は妨げられてしまいます。

　3時限目05「赤ちゃん細胞は常に糖を発酵させて燃え
カスを出している ～燃えカス＝乳酸～」でお話ししまし
たが、歯髄の中では象牙芽細胞がこの乳酸を取り込み、ミ
トコンドリアで代謝することで、乳酸という廃棄物を見事
に再利用してきれいにしています。この素晴らしい役割分
担のシステムは、低酸素によって壊れていきます。

　世の中に流布されている「健康にいい」という健康情報
は、ミトコンドリアの機能を阻害する低酸素状態と同じよ
うに、歯髄内の共生共存を邪魔するものがたくさんありま
す。

　まず次節では、未だに信仰者の多い"糖質制限"では何
が起きるのかを見ていきましょう。

　**長期間、糖を制限すればするほど、低酸素状態と同じよ
うに細胞は糖を発酵させるモードに入ってしまい、砂糖を
完全燃焼できない体、つまり砂糖を発酵させてしまう体、
言い方を変えると砂糖を腐敗させてしまう体になっていき
ます**。糖質制限の話の前に、生物が宿命とするエネルギー
循環の大原則を頭の片隅に置いておきましょう。

　私たちの細胞は、ミトコンドリアという宇宙エネルギー
を効率的に得る装置を持っているので、複雑な生命機能を
働かせることができています。

　植物の光合成によって、水と二酸化炭素から太陽（宇宙）
エネルギーを蓄える形で糖がつくられ、酸素が放出されて
います。私たちの細胞と植物は、糖、酸素、二酸化炭素、
水を宇宙エネルギーによって循環させています。

6時限目

# 02 糖質制限と低酸素状態

## ～キーポイントは乳酸～

### ピルビン酸がミトコンドリアに行くか乳酸になるかが病気（むし歯）の分かれ道

　象牙芽細胞が、歯髄幹細胞（赤ちゃん細胞）が出した乳酸を回収して再利用するためには、絶対に酸素と糖が必要です。

　「糖、特に砂糖はむし歯の原因だから、甘いもの（砂糖）を食べてはダメ！」という"常識"を脳に刷り込まれていませんか？

　4時限目02「乳酸の処理の失敗」でお話ししたように、歯の健康を保つために、絶対に必要なのが砂糖などの良質な糖なのに、なぜ、糖（砂糖）がむし歯の原因といわれているのでしょうか？

　歯の健康を保つために糖は必須なのに、相反することがいわれてしまっています。

　そのカギは、ピルビン酸が進む分かれ道にあります（詳細は次々頁の図）。細胞の中に糖（ブドウ糖）が取り込まれると、エネルギー変換するためには、まずはじめに必ず発酵経路に入ります。

　そのとき、ミトコンドリアが健全に働いていれば、乳酸になる一歩手前のピルビン酸の段階でミトコンドリアに取り込むことができます。

　ところが、もしミトコンドリアが機能障害を起こしてい

て、発酵が最後まで進めば、糖は乳酸になってしまいます。

歯を健全に保つために1番大切なことは、次のことです。

❶糖が発酵して乳酸になる一歩手前のピルビン酸の段階で、ミトコンドリアに入って完全燃焼（完全に酸化）する
⬇
❷水と二酸化炭素に分解されることで、乳酸にならずにクリーンに処理され、大量のエネルギーを産生する

ピルビン酸が、長期に渡ってミトコンドリアに入ることができないと、象牙芽細胞は歯髄内の乳酸の処理に失敗し、かつ、自身も乳酸を産生するために歯を溶かしてむし歯をつくる歯虫になってしまいます。

大昔、歯を溶かす虫が歯の中に住みついて、歯を溶かしてむし歯をつくるといわれてきました。**その歯を溶かす虫、"歯虫"を産み出すきっかけをつくるのは、ミトコンドリアにおける糖のエネルギー代謝の障害を起こした細胞、つまり糖から代謝されてできたピルビン酸をミトコンドリアへ取り込むことができなくなった"象牙芽細胞"なのです。**

糖が発酵過程で代謝されてできるピルビン酸が、ミトコンドリアに入る入り口があります。この入り口から入っていけるのか、妨害されて入っていけないのかで、象牙芽細胞が象牙芽細胞でいられるのか、あるいは象牙芽細胞が歯を溶かす歯虫細胞と化してしまうのかの分かれ道になります。

次頁図のピルビン酸の分岐部で、❶（ミトコンドリアによるエネルギー産生）に進む経路が正常に維持されていれ

6時限目　象牙芽細胞を"虫"に変えるのは何なのか？

6時限目

ば、歯を健全に保つ象牙芽細胞の役割を果たしていくことができますが、❷（発酵によるエネルギー産生）に行けば象牙芽細胞は歯虫細胞になってしまい、このことは歯髄が歯虫となることを意味します。

## ◻ 糖が発酵過程でつくられるピルビン酸の進む道が、健康な歯とむし歯の分かれ道

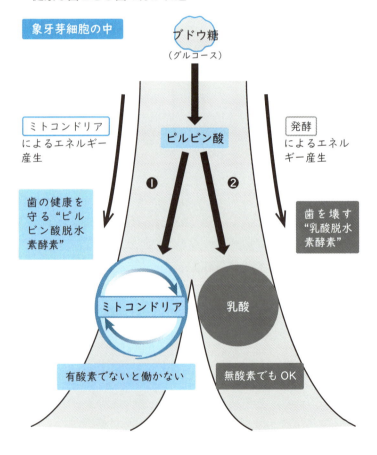

## ピルビン酸の行方が、歯の健康を左右する

　象牙芽細胞でピルビン酸が❶（ミトコンドリアによるエネルギー産生）ではなく❷（発酵によるエネルギー産生）を進むと、乳酸の処理に失敗してしまいます。それは、次の2つの理由です（4時限目02「乳酸の処理の失敗」）。

> **理由イ** 糖は、解糖されてピルビン酸の分岐の段階でミトコンドリアに入ることができないと乳酸になってしまう
>
> **理由ロ** 歯髄に同居する赤ちゃん細胞（幹細胞）が出す乳酸をリサイクルできない

　これ以上細胞分裂できない象牙芽細胞は、赤ちゃん細胞（歯髄幹細胞）と同居せざるを得ないので、赤ちゃん細胞が出す乳酸を常に処理しなければなりません。

　そこで、次頁図のように、象牙芽細胞が健全であれば、歯髄幹細胞（赤ちゃん細胞）の出した乳酸をエネルギーに変換することができます。

　歯髄幹細胞（赤ちゃん細胞）の出した乳酸は、こうして象牙芽細胞のエネルギー源として使われることで歯髄内はクリーンに維持され、豊富なエネルギーと産生される二酸化炭素によって歯も健全に保たれます。

　生命体のしくみのほんの一部分だけを見るだけでも、生命の素晴らしさで感動しますが、いかがでしょうか？　歯の中にも、神様がつくったともいえる素晴らしい生命活動が存在します。このしくみを壊すひとつの要因が、あふれる情報によって起こるあなたの思い込みだったりします。

6時限目

## ☐ 健全な象牙芽細胞は排出された乳酸をエネルギーに変換できる

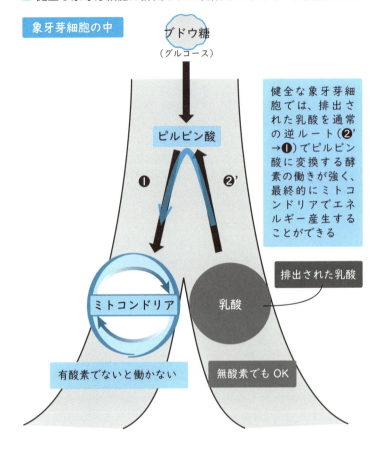

## ミトコンドリアがピルビン酸を取り込めない状況に陥るケース

　糖が発酵経路に入って代謝されてできたピルビン酸が、ミトコンドリアに流入できなくなる状況（前々図、前図ともに❶の経路をピルビン酸が進むことができない状態）と

は、どのような場合でしょうか？

　それは、次の2つが考えられます。

> ❶十分な酸素がない（低酸素）状態
> ❷前々図❶の経路自体がブロックされて、ピルビン酸が
> 　ミトコンドリアで利用できない状態

　では、ピルビン酸がミトコンドリアに流入できなくなる状況❶、❷をそれぞれ見ていきましょう。

## ピルビン酸がミトコンドリアに流入できなくなる状況 ❶

　酸素がなければ、糖はミトコンドリアに入らずに乳酸になってしまいます。酸素がなければ、脂肪やタンパク質もエネルギーにすることはできません。

## ピルビン酸がミトコンドリアに流入できなくなる状況 ❷
### HIF（低酸素誘導因子）

　補講3回目02「乳酸によって細胞内がアルカリ化すると困ったことになる」でお話ししたように、細胞にストレスがかかるとはじめに出てくる物質がHIF（低酸素誘導因子）です。HIFはミトコンドリアの働きを停止させるので、ピルビン酸はミトコンドリアに入ることができなくなって乳酸になります。こうなると、象牙芽細胞は強制的に "赤ちゃん返り" してしまい、むし歯菌と同じように、エネルギーをつくるために糖を発酵させて乳酸を産生します。ピルビン酸は前々図の❷の経路の流れとなってしまい、細胞

6時限目

の外の乳酸を回収できなくなり乳酸が蓄積していきます。

　HIFはピルビン酸をアセチルCoAに変換して、ミトコンドリアのTCA回路に入っていく酵素（PDH：ピルビン酸脱水素酵素）の機能障害を起こします。**ピルビン酸がミトコンドリアのTCA回路に入っていく入場門として、このPDHが機能しています**。PDHが障害を受けるとピルビン酸はアセチルCoAに変換されないので、ミトコンドリアのTCA回路に入っていくことができません。よって、前々図、前図ともに❶の経路は遮断されてしまいます。

### 糖質制限とランドル効果

　**ミトコンドリアが「糖を燃やすと脂肪を燃やすことはできなくなり」「脂肪を燃やすと糖を燃やすことができなくなります」**。これを"**ランドル効果**"といいます。ランドル効果によってミトコンドリアのエネルギー源が脂肪になっていると、ピルビン酸がミトコンドリアに入れない状態になります。線路でたとえると、ミトコンドリアの中にあるTCA回路に入るレールは1本なので、分岐のポイントで脂肪のレール（❷'）につながれてしまうと、糖のレール（❶）からはミトコンドリアの中のTCA回路には入っていけません（次頁図）。

　ミトコンドリアが脂肪を燃やしはじめると糖を燃やすことができなくなるので、糖は発酵されて乳酸になるしかありません（❷）。**この状態に陥るのは、糖質制限をしている場合**です。糖質制限をすることで十分な糖が細胞に供給されないと、ミトコンドリアは脂肪を燃焼しはじめます（前

## ◻ ミトコンドリアの糖・脂肪の切り替えは "線路の分岐ポイント" と同じ

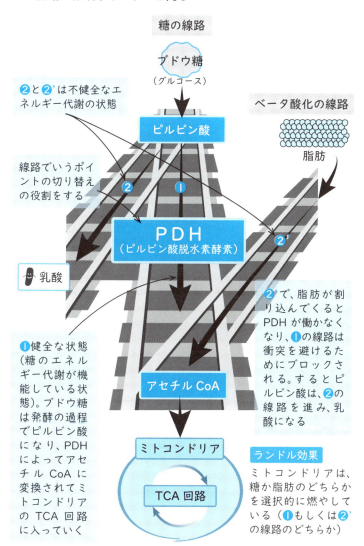

糖の線路
ブドウ糖（グルコース）

❷と❷'は不健全なエネルギー代謝の状態

ベータ酸化の線路
脂肪

ピルビン酸

線路でいうポイントの切り替えの役割をする

❷ ❶

PDH（ピルビン酸脱水素酵素）

❷'

乳酸

❷'で、脂肪が割り込んでくるとPDHが働かなくなり、❶の線路は衝突を避けるためにブロックされる。するとピルビン酸は、❷の線路を進み、乳酸になる

❶健全な状態（糖のエネルギー代謝が機能している状態）。ブドウ糖は発酵の過程でピルビン酸になり、PDHによってアセチルCoAに変換されてミトコンドリアのTCA回路に入っていく

アセチルCoA

ミトコンドリア
TCA回路

### ランドル効果
ミトコンドリアは、糖か脂肪のどちらかを選択的に燃やしている（❶もしくは❷'の線路のどちらか）

図❷'）。すると、ピルビン酸はミトコンドリアに行けなくなるので（前図の❶の線路がブロックされる）、糖が細胞内に入ってくると発酵されて乳酸が産生されることになります（前図❷）。糖質制限をして脂肪を燃焼させている体の場合❶の線路がブロックされているので、いきなり砂糖などの糖を大量に摂ると、糖は❷の経路を進むことになり、大量の乳酸を産生してしまいます。

　糖の摂取が制限されると、脂肪は分解（ベータ酸化）されてアセチル CoA になり、ミトコンドリアの TCA 回路に入っていくようになります。このベータ酸化の段階でも脂肪から電気が抜かれてくるので、ミトコンドリアでは電気が過剰になって漏電し、酸素と反応して活性酸素がたくさん発生します。つまり、**ランドル効果（前図）によってミトコンドリアのエネルギー源が油（脂肪）になるだけでも、活性酸素がたくさん発生してしまう**ことになります。過剰な活性酸素は HIF を活性化してしまいます。

　**ランドル効果によってミトコンドリアにおけるエネルギーの産生源が脂肪になり、体が脂肪を分解し脂肪を燃やすモード（リポリシス）に入っていることを"メタボリックスイッチ"のスイッチが入った状態**といいます（「慢性病の原因はメタボリックスイッチにあった」崎谷博征著：秀和システム刊）。

　そして補講 2 回目 04「怖い酸化の真実」でお話ししたように**"酸化ストレス"**が発生すると、歯髄にかぎらず体はぼろぼろになっていきます。

## ❑ ストレス反応として HIF が活性化している間は、象牙芽細胞を歯虫化させる

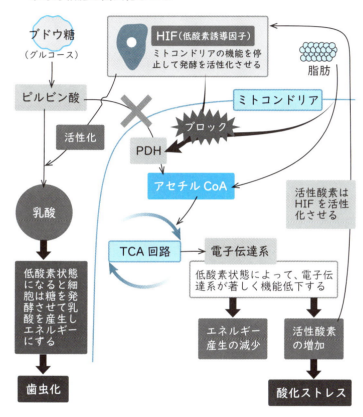

### 低酸素のとき
低酸素によって電子伝達系で電子が漏電して活性酸素が増加 → HIF が活性化 → PDH をブロックして発酵を活性化 → 乳酸の大量産生

### 糖質制限をしているとき
糖の代わりに脂肪がエネルギー源に切り替わる → 脂肪の分解で電子が渋滞する。さらに二酸化炭素の減少により低酸素状態になる →[低酸素のときと同様]

6時限目

# 03 歯髄を歯虫化させる本当の犯人たち

### 歯虫化させる代表選手❶ プーファ＋アルデヒド（プーファが酸化されてできる）

　前節で取りあげた、低酸素状態とHIF（低酸素誘導因子）と似たような働きをする物質があります。その1番目の代表選手が補講2回目04「怖い酸化の真実：最も酸化されやすい物質が"プーファ"」でお話ししたプーファ（多価不飽和脂肪酸）です。このプーファ、名前はクマのプーさんのようでかわいいですが、実際は最も凶悪な物質です。プーファの怖いところは破壊的に作用するので、やがてミトコンドリアの息の根を止めてしまうところです。

　巷の健康情報を鵜呑みにして、糖質制限をしてオメガ3の油（脂肪酸）を積極的に摂るのは、歯髄にとってはとても危ないことです。脂肪をミトコンドリアで燃やすモードになると、細胞内に脂肪が細かくばらばらの状態で浮遊した状態になって（遊離脂肪酸）、とても脂肪の酸化が進みやすい状態になります。私たちの体内は、真夏の猛暑くらいの温度があります。生きているかぎり、体内が冷蔵庫のようになっている人はいないでしょう。室温でも腐りやすい（酸化しやすい）オメガ3の油を、猛暑の中に放置したらどうなるでしょうか？　フィッシュオイルもオメガ3の仲間なので、腐りやすい青魚を真夏に放置した場合を想像してみてください。しばらくするとすぐに魚の油が酸化して

アルデヒドになり、鼻を突く嫌な臭いがしてきます。一説には、刺身は1時間ぐらいでこのような腐敗がはじまるといわれています。

　プーファの酸化（腐敗）の原因は、体温だけでなく脂肪の周りにある豊富な酸素にもあります。さらに、**ミトコンドリアで活性酸素がたくさん産生されるような状態であれば、酸化しやすい油はあっという間に酸化され、即座に猛毒物質であるアルデヒド（過酸化脂質）になります。**

　プーファ自体がPDHを傷つけたり、電子伝達系から漏電させて過剰な活性酸素を生んだりと、低酸素状態とHIFと似た働きを破壊的にします。さらにプーファが酸化されてアルデヒドになると、ピルビン酸がミトコンドリアに入るための酵素であるPDH（ピルビン酸脱水素酵素）を破壊してしまいます。このダブルパンチで、糖がミトコンドリアに入っていくのを長期にわたりブロックします。

　こうなると糖と酸素が十分にあっても、糖はミトコンドリアには入れず発酵で乳酸になってしまい、ミトコンドリアは瀕死の状態で息も絶え絶えとなり、脂肪とタンパク質をエネルギー源にするしかなくなります。

　歯髄の内部でこの状態が進むと、歯髄や象牙質を構成するタンパク質であるコラーゲンは急激に老化し、脂肪も歯髄内に蓄積（脂肪変性）します。また低酸素状態で血管が増殖して充血し、炎症を起こしたり血管が破れたり、激しい痛みを伴うこともあります。

　ちなみに、歯科の治療で炎症を起こして（歯髄炎）、痛みがひどくなった歯髄（歯の神経）を取る際、炎症が進行し

6時限目

た状態の歯髄は、血液と油でどろどろの状態になっています。

### 歯虫化させる代表選手❷ エストロゲン（女性ホルモン）

エストロゲンも過剰に作用（生理的範囲を超えて作用）すると、低酸素状態とHIFと似たような作用をします。エストロゲンは女性ホルモンとされていますが、男性でもストレスに応じて産生されます。**エストロゲンは、代謝を落とす（糖のエネルギー代謝を低下させる）作用があるホルモン**です。

メタボリックスイッチがオンになることで、体は脂肪分解（リポリシス）モードになり大事なエネルギー源である糖を節約し、重要臓器に優先して回すようになり、糖の代わりのエネルギー源である脂肪を燃やすモードに変わります。このとき糖の代わりのエネルギー源である脂肪が酸化しない飽和脂肪酸ではなく、酸化しやすい植物油脂やフィッシュオイルのような不飽和脂肪酸、つまりプーファだとすると、プーファを燃やそうとするミトコンドリアは甚大なダメージを受けていきます。

実際に、歯髄や象牙芽細胞にエストロゲン受容体が認められています。**"受容体"とは、細胞外からやってくるさまざまな"シグナル物質"（神経伝達物質やホルモン、種々の生理活性物質など）を受け取るタンパク質**で、シグナル物質と受容体が結合することで、細胞はそのシグナルに対応した反応を起こします。

ラットの実験では、象牙芽細胞のエストロゲン受容体に

エストロゲンが結合するとむし歯が多発します。また、エストロゲン作用によって、象牙芽細胞の働きが弱まることも研究論文によって報告されています。

現代は、エストロゲンのような作用をする物質にあふれていて、過剰に作用しやすい生活状況にあります。体にいいといわれている大豆はその代表で、大豆イソフラボンは強いエストロゲン作用があります。また、プラスチック素材などから出る環境ホルモンといわれるものや多くの農薬はエストロゲン作用があるので、現代人の身の回りはエストロゲン作用物質にあふれかえっています。

なぜ、ここまで代謝を落とすホルモンがあふれる状況になっているのでしょうか？

なぜ、エストロゲンを増やすことがいいこととされているのでしょうか？

私たちの健康には不都合でも、それが"おいしい"状況の人たちがいるからです。**「巨大企業などがお金儲けのために、その資本力をバックに喧伝していること」を真面目にせっせとやっていると、長期的には代謝を落としたり病気を増やすことになったりします。**長期的に作用して代謝を落としてしまった状態をもとの状態に戻すには、その何倍もの時間と労力を要することも覚えておいてください。

### 歯虫化させる代表選手❸ 乳酸

乳酸は、糖の発酵（嫌気的解糖系）における最終産物として産生されます。この乳酸自体が HIF を増加させ、ピルビン酸脱水素酵素の機能が障害を起こすことで糖はミトコ

6時限目

ンドリアに入れなくなります。

　乳酸の蓄積によってさらに糖からの乳酸産生が促進され、悪循環が加速していきます。

　※ここまで見てきた3つの代表選手以外にも、選手が存在します。このあたりのことは「糖尿病は砂糖で治す」崎谷博征著（鉱脈社刊）に詳しく書かれています。

## 歯虫化させる代表選手❹ 噛みしめ

　現代はさまざまなストレスにさらされることが多く、噛みしめや歯ぎしりなど、異常なほど歯を噛みしめる人が多くなりました。**本来、食事や強い力を発揮させる場面以外は歯と歯の間は少し隙間が開いていて、上の歯と下の歯は接触していません**。上の歯と下の歯が接触していると、本人は力を入れているつもりがなくても噛みしめになっています。奥歯は、上下で歯が接触すると自然に筋肉に力が入り、歯には負担がかかっています。

　歯の根は顎の骨の中に埋まっていますが（植立）、歯の根と顎の骨は直接くっついてはいません。歯の根と顎の骨には、約0.3mm程度の"**歯根膜**"という隙間が開いています。この隙間にある"**歯根膜線維（コラーゲン繊維）**"が歯の根と顎の骨の橋渡しをしていて、ショックアブソーバー（緩衝材）のように噛む力を受け止める構造になっています（次頁図）。

　噛む力によってこの歯根膜の隙間は圧縮され、噛む力から解放されると、歯根膜の隙間は歯根膜線維によってもとに戻されます。

## ☐ 歯根膜と歯根膜線維

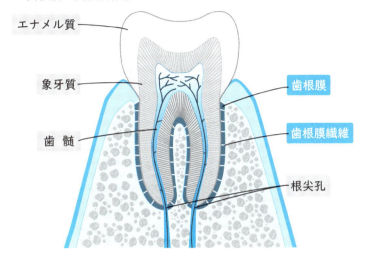

　噛む力が歯にかかると最終的に根尖孔に圧力がかかるので、血管や神経も圧迫されます。噛む力から解放されると、歯根膜の弾力によって歯根膜の隙間はもとに戻り、根尖孔の血管や神経も圧迫から解放されます。

　食事をするときに"よく噛む"ことで、歯根膜と血管には力の圧迫と解放がリズミカルに起こります。これが一種のポンプ作用となり、歯髄の血液の循環の補助をしています。

　ところが、食事以外の時間も歯を噛みしめているとどうなるでしょうか？

　**根尖孔の血管は圧迫され続け、歯髄との血流の循環が滞ります。歯髄の血液の循環が滞ると、歯髄内への酸素の供給量が少なくなり低酸素になります。**低酸素になるとミト

6時限目

コンドリアが働けなくなるので、糖を発酵させてエネルギーを得なくてはならなくなり、乳酸がたくさん産生されます。この乳酸も根尖孔からは排泄されにくく歯髄内に蓄積していくことで、長期に渡ると象牙芽細胞の機能が損なわれていきます（次図）。

◻ **噛みしめが歯髄の血行障害になり、低酸素を引き起こす**

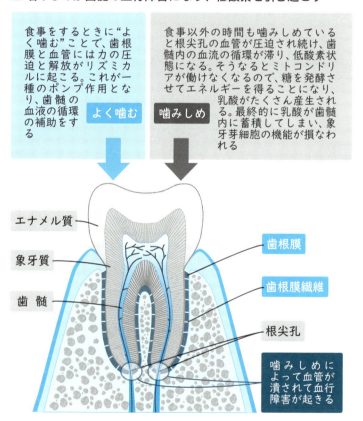

**歯虫化させる代表選手❺** スパイクタンパク質

新型コロナウイルスの表面に飛び出た、トゲトゲのタンパク質が"スパイクタンパク質"です。**このスパイクタンパク質によって、象牙芽細胞は機能障害を起こします。**

象牙芽細胞の間には毛細血管が細かく入り込んでいて、象牙芽細胞はその血管の内側の細胞（血管内皮細胞）と複雑に絡みあっています。スパイクタンパク質は血管内皮細胞の機能を阻害するので、象牙芽細胞にも影響が出ると考えられます。

また、スパイクタンパク質はエストロゲン作用によって象牙芽細胞の働きを抑制します。スパイクタンパク質は活性酸素を過剰産生し、過剰な活性酸素は酸化ストレスを起こして HIF を活性化させるので、ミトコンドリアの機能障害を引き起こします。

☐ **新型コロナウイルスのスパイクタンパク質が象牙芽細胞を阻害する**

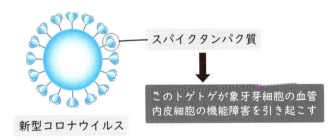

また、新型コロナウイルスは血栓を誘発するので、歯髄内に血栓ができれば酸素の供給が断たれます。**新型コロナ**

6時限目

ウイルス感染は、むし歯の有病率が高くなることも示されています。実際、新型コロナパンデミック後に、深いむし歯や急速に進行するむし歯が増えたと感じています。スパイクタンパク質によって歯髄にも甚大な影響が出ていて、象牙質の維持ができなくなると考えられます。

　歯の話ではありませんが、日本の研究者によって、新型コロナウイルス遺伝子ワクチンとガンの関係を示唆する論文が発表されています。

　新型コロナウイルス遺伝子ワクチンは、スパイクタンパク質をつくる遺伝子を体内に注入し、体内でスパイクタンパク質が産生されるようになります。卵巣ガン、白血病、前立腺ガン、口唇ガン、口腔ガン、咽頭ガン、膵臓ガン、乳ガンが増大したとのことで、これらのガンはエストロゲン感受性（エストロゲンが効きやすい）があるガンとして知られています。

　象牙芽細胞を含む歯髄の中の細胞の歯虫化とは、エネルギー代謝から見れば一種の"ガン化"です。典型的なガン細胞は、糖をミトコンドリアで完全燃焼せずに発酵させて乳酸を産生しています。

　ワクチン接種がはじまってから、ガンやむし歯が増えたのも関連がある可能性があります。接種していない人も、シェディング（ワクチン接種者の呼気（鼻や口から吐き出す息）や汗などからワクチンの毒物であるスパイクタンパク質や遺伝子、ナノ粒子などが排泄され、その排泄された毒物がほかの人にうつること）によって影響を受けるので、十分注意する必要がありそうです。

# コラーゲン分解酵素

6時限目

# 04

~準主役のコラゲナーゼ~

## コラゲナーゼ（コラーゲン分解酵素）は象牙質を溶かす

エナメル質はほぼカルシウム（無機質）の塊ですが、象牙質は有機質、特にコラーゲンを多く含んでいます（次表）。

| 組成 | エナメル質 | 象牙質 |
|------|-----------|--------|
| 無機質 | 95% | 70% |
| 有機質 | 1.0% | 20% |
| 水 | 3.0% | 10% |

象牙質のコラーゲンは、カルシウムがくっつく（石灰化）ための足場となっています。コラーゲンの分解によって石灰化の足場がなくなるので、象牙質は脱灰します。

また、コラーゲンの変性（コラーゲンの老化）は、加齢（経年変化）以外にアルデヒドなどがタンパク質を変性させることで起こります。象牙質はコラーゲンの状態の影響を強く受けますが、変性（老化）したコラーゲンはカルシウムを多く保持できなくなり、象牙質はとてももろくなります。

## コラーゲンの老化

コラーゲンは、老化で変性して固くなっていきます。象牙質では、コラーゲンはカルシウム成分（ハイドロキシアパタイトやカルシウム塩）を保持する働きを持っています

6時限目 象牙芽細胞を"虫"に変えるのは何なのか？

が、老化によってその働きが落ち、もともと酸に弱い象牙質がさらに酸に弱くなります。年齢を重ねて代謝が落ちてくると自然と老化していきますが、この老化を超特急で進めるのが"**酸化ストレス**"です。**酸化ストレスで発生するアルデヒドによって、タンパク質は急速に酸化されて老化していきます。**

　コラーゲンは、もとになる細い繊維3本がらせん状によられていることでしなやかさと高い強度を保っています（次図）。老化や酸化によって3本の繊維が硬くなることで、リン酸カルシウムをしっかりと保持できなくなり、石灰化の度あいが弱くなります。骨粗しょう症ならぬ、**象牙質粗しょう症ともいえる状態**です。本来、老化は長い時間をかけて起こりますが、急激に短期間で老化させる現象、それが"酸化ストレス"です。酸化ストレスはプーファの酸化で大量のアルデヒドが発生することによって起こります。

　酸に弱い象牙質ですが（1時限目05「エナメル質に比べて、象牙質は圧倒的に酸（乳酸）で溶けやすい」）、コラーゲンの老化によってさらに酸にも外力に対しても弱くなります。飲食物のちょっとした酸性や、体にストレスがかかると酸性になる唾液によっても溶かされる可能性があります。

**❑ コラーゲンの3重らせん構造**

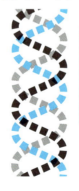

細い繊維3本がらせん状によられていることで、しなやかさと高い強度が保たれる

6時限目

# 05

# "ゴミ処理"の失敗で
# むし歯になる

## むし歯は、乳酸というゴミ処理の失敗で起こる

　象牙芽細胞が乳酸の処理を担うので、象牙芽細胞がどのようなエネルギー代謝の状態なのかにかかっています。

　むし歯ができる状態とは、次の2つです。

> ❶象牙芽細胞が、糖を不完全燃焼（発酵）させているとき
> ❷象牙芽細胞が死滅してしまっているとき

　❶の状態では、象牙芽細胞が本来の機能を果たせなくなり、乳酸や活性酸素を過剰に出しています。

　❷は、長期間に渡り糖のエネルギー代謝に機能障害が起きていると、象牙芽細胞は死滅します。歯髄の中の環境がゴミだらけの状態であれば、死滅した代わりに新しい象牙芽細胞に置き換わることもできずに、繊維化や不完全な石灰化、脂肪変性といった異常な変性（いわゆる不自然な老化現象）が起きてしまいます。

　むし歯ができるのは、乳酸というゴミ処理に失敗し、形態形成維持（環境に応じて生命体の形態および機能を維持していくこと）がうまくいかなくなっている状態であると考えています。歯だけでなく、体を健全に維持する形態形成維持には、糖のエネルギー代謝が機能している（ミトコンドリアで糖を完全燃焼させている状態）ことが必須です。

6時限目　象牙芽細胞を"虫"に変えるのは何なのか？

223

6時限目

むし歯においては、糖のエネルギー代謝（ミトコンドリアでの糖の完全燃焼）の機能障害が起きて、ゴミ（乳酸など）が蓄積し、象牙芽細胞が死滅したときに再生せずに変性してしまい、象牙質を維持できなくなるという、形態形成維持の失敗の結果としてむし歯は発生します。

むし歯はむし歯菌が問題なのではなく、私たちの細胞が病的（ミトコンドリアの糖のエネルギー代謝が機能していない）になると糖を"腐敗（発酵）"させてゴミを出してしまい、そのゴミの処理に失敗していることが問題なのです。

## 甘いものをたくさん食べるのが問題なのではない

砂糖などの甘いものを食べまくってろくに歯磨きをしなくても、歯が強くむし歯にまったくならない元気な子どもはたくさんいます。これは、その子のミトコンドリアでは糖のエネルギー代謝がキチンと回っていて、砂糖を腐敗させることなく完全燃焼できているからです。つまり糖を完全燃焼させることで、象牙芽細胞は本来の機能を十二分に発揮させることができるので、砂糖がむし歯をつくるのではなく、その逆で、歯を強く保てているということです。

これは、子どもが生まれてきてからの問題だけではなく、お母さんが妊娠する前からの"糖のエネルギー代謝の状態"の影響を強く受けています。なぜなら、歯の質は、胎児から小学生ぐらいのころの歯がつくられているときの体の状態に大きく影響を受けるからです。

また、親とその子ども（本人）がどれだけ長い期間にわ

たり、糖のエネルギー代謝を止めてきたかにもよります。妊娠中の親が糖質制限をしていると、その影響は胎児にも影響し、生まれてからもその影響を引きずります。また、成長のために糖をたくさん要求する幼少期に糖を制限すると、糖を完全燃焼しにくい体質になってしまいます。

　極論を言えば、**糖のエネルギー代謝障害が起きている状態の人は、砂糖を摂らなければむし歯にはなりません**。"砂糖悪玉"を高らかに称賛している人は、その人のエネルギー代謝の状態が「砂糖を腐敗させて乳酸を産生している病的な代謝である」ということを世間に宣言しているにすぎません。むし歯菌の兵糧攻めと思っていたものが、自分の細胞を兵糧攻めにしているために、さまざまな体の不調を起こしていきます。「甘いものを断っても不調なんてないよ」と怒ってくる人もいますが、その怒りっぽさは、脳のエネルギー源である糖の不足からくる**"脳が過剰興奮状態にある"という不調**です。

## 砂糖やハチミツなど良質の糖を摂り出すと むし歯になることがある

　長年不調だった人が、体質改善のために砂糖やハチミツなど良質の糖を摂り出すと、体が元気になってきたころにむし歯になる人がいます。種々のパターンがありますが、1番は**歯髄内の環境悪化によって多くの象牙芽細胞が死滅してしまい、赤血球や免疫細胞などの死骸や変性したタンパク質、脂肪滴（歯髄に溜まった脂肪の塊）として、特にプーファが歯髄内に蓄積し、歯髄の病的な石灰化や繊維化、**

6時限目

脂肪変性など「急激かつ病的な老化」が起こってしまっている場合です。

　良質な糖を摂ることで細胞の糖の取り込み能力が回復し、細胞はエネルギーを得ることができるようになり体調が回復してきます。歯の場合は、それまでにどれだけ歯髄が病的な老化と変性をしていたかが問題になります。環境の悪い歯髄内でも、何とか生き残っていた歯髄幹細胞が糖を取り込んで細胞分裂から成長して（分化して）、死滅した象牙芽細胞や線維芽細胞になろうとします。また、線維芽細胞は、変性してゴミとなった“老化したコラーゲン”などを溶かしてつくり変えようとします。このとき象牙芽細胞の多くが死滅していると、バリアが消失してしまっているリーキーな状態（リーキーデンティン）となっています。歯髄幹細胞が活性化して、排泄した乳酸や変性したコラーゲンをつくり変えようと出されたコラゲナーゼが、象牙細管に漏れ出して象牙質が溶け出します。糖質制限やプーファによって歯髄の環境をどれだけ悪くしてきたかが、糖のエネルギー代謝回復時に毒物を排泄する症状のように、象牙質に漏れ出てむし歯が発生します。

　歯だけ見れば、むし歯ができることが悪いと考えてしまいますが、体全体の細胞にとってみれば、糖のエネルギー代謝が回復してきて、細胞が元気を取り戻してきたことで排泄やつくり変えができるだけの体力がついてきたともいえるのです。

　ここまでは、歯髄が生きている歯の話をしてきましたが、神経を取ってしまった“失活歯”の場合はどうでしょ

うか？

　この場合、象牙芽細胞はすべて死滅しています。歯髄がないので、急性（急に進む）のむし歯ができることはありませんが、歯の外からの酸やコラゲナーゼの影響を受けて象牙質は外側からゆっくりと溶けていきます。また歯髄を取り除いてしまうので、象牙芽細胞による象牙質の新陳代謝が行われないので、象牙質がもろくなり歯が折れやすくなるなど、歯の寿命は短くなります。

## 現代医学は対処療法にすぎない

　現代人は、「症状を消すことがいいことだ」、あるいは「症状が消えたことが治ったのだ」と、勘違いさせられています。痛みや炎症など、自分という意識（自我）には都合が悪くても、体（細胞）はそれが必要だから、そうするしかないから症状を起こしています。現代医学で行っている、症状を消したり、血液検査の異常値を薬で抑え込んだりしているのは、細胞の声、細胞の叫びを消し去っている対症療法の医術です。細胞が悲鳴を出せないようにする方法として１番手っ取り早いのが、エネルギーを低下させて、環境変化に反応しないように、細胞を大人しくさせておくことです。ですから、プーファなどのようにミトコンドリアの機能障害を引き起こすものは、細胞が叫べなくなるので症状はいったん消えます。しかし、苦しい症状が消えることは自我には都合がいいかもしれませんが、これを「健康にいい」とはき違えてしまっています。

　子どもに砂糖を与えると、なぜ大人しくない、落ち着き

6時限目　象牙芽細胞を"虫"に変えるのは何なのか？

## 6時限目

のない、動き回る活発な元気な子どもとなってしまうのでしょうか？

そもそも、これが本来の子どもの姿です。今の子どもたちは、姿勢が悪く、呼吸も浅く、じっとしている、親の言うことに従順なおとなしい子どもが多いですね。子どもたちのミトコンドリアの糖のエネルギー代謝はどうなっているでしょうか？

すべてはつながっていて、必然です。勘違いしてはいけないのが、むし歯がないから健康だ！　と短絡的にはいえないということです。むし歯がないから健康なのかどうかは、実は糖のエネルギー代謝がきちんと回っているかどうかが鍵になります。つまり、糖のエネルギー代謝が回っていることが前提条件で、そのうえで、むし歯がなければ健康的といえるわけです。

砂糖を断つことでむし歯を防いでいる状態とは、代謝学から見ると病的なのです。砂糖を常に摂っていても、「砂糖をミトコンドリアで完全燃焼させて、歯の形態形成維持がつつがなく行われていることでむし歯ができない状態」こそが、"真の健康の証"なのです。

# 4
補講

# 糖質制限で
なぜ細胞は低酸素
になるのか？

　5時限目、6時限目で、低酸素の状態は象牙芽細胞の機能に甚大な障害を与え、むし歯をつくっていくことをお話ししてきました。補講4回目では、「なぜ糖質制限で細胞は低酸素状態に陥るのか？」を補足していきます。まず、酸素は赤血球で運ばれます。運ばれた酸素は二酸化炭素によって赤血球から離れ、細胞に届けられます（ボーア効果）。糖質制限では、ミトコンドリアで脂肪が燃やされます。ミトコンドリアで糖を燃やすのに比べ、脂肪を燃やすと効率よく二酸化炭素を産生できません（呼吸商）。脂肪を燃やす状態になっていると二酸化炭素が少なくなるので、赤血球で運ばれた酸素が効率よく細胞に届けられなくなります。糖質制限をすると、細胞は低酸素状態に陥ります。次の2点を押さえておきましょう。

❶細胞が酸素を得るには、二酸化炭素が必要だということ
❷糖質制限すると、二酸化炭素が少なくなってしまうので、細胞は低酸素になる

補講4回目

# 01 二酸化炭素によって、細胞は酸素に満たされる

## 糖質制限が低酸素状態を生み、象牙芽細胞を死滅させていく

なぜ糖質制限で細胞は低酸素状態に陥るのか、まとめると次のようになります。

❶細胞が十分な酸素を得るためには、二酸化炭素が必要
❷その二酸化炭素を十分に産生するには、ミトコンドリアが糖を完全燃焼させることが必要

まず、酸素は赤血球にあるヘモグロビンとくっついた状態で運ばれます。**ヘモグロビンは酸素を運びますが、運ぶだけではダメで、酸素を必要としている場所に行って酸素を手放さなくてはいけません**。そのためには、二酸化炭素の働きが必要になります。ヘモグロビンは、二酸化炭素がたくさんある場所に行くと多くの酸素を手放すので、細胞に酸素が行き渡ります。（次頁図）。

肺からヘモグロビンによって運ばれてきた酸素は、二酸化炭素がたくさんある場所で、より多くの酸素を手放すことができるしくみを"ボーア効果"といいます。つまり、**細胞が二酸化炭素を多く産生できていれば、ヘモグロビンで運ばれてきた酸素がたくさん放出されることで、細胞は多くの酸素をヘモグロビンから受け取れる**しくみになって

## ❏ ヘモグロビンがどれだけ酸素とくっついているか

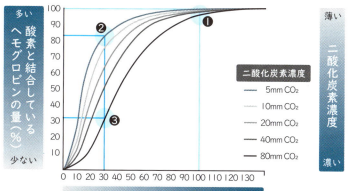

❶酸素濃度が濃く二酸化炭素濃度が薄い肺（❶の水色のライン）では、100%近くのヘモグロビンが酸素と結合（酸素飽和度）している。このヘモグロビンを持った赤血球が、血液によって体の隅々まで酸素を運ぶ。逆に、細胞がミトコンドリアで酸素を消費している場所では、酸素の濃度が薄くなる（❸の酸素分圧30mmHgの青色のライン）

❷二酸化炭素の濃度が薄い場所（5mmHg CO₂）では、酸素と結合しているヘモグロビンの割合（酸素飽和度）は約80%程度となり、肺で約100%だったので、差し引き20%のヘモグロビンが酸素を手放したことになる

❸二酸化炭素の濃度が高い場所（80mmHg CO₂）では、酸素飽和度は約30%となり、肺の約100%から差し引き70%のヘモグロビンが酸素を手放したことになる。❷、❸から、二酸化炭素の濃度が濃いほど、ヘモグロビンは酸素を手放して、手放した酸素は細胞に届けられる。ゆえに、細胞が酸欠にならないためには、効率よく多くの二酸化炭素を産生させる必要がある

補講4回目　糖質制限でなぜ細胞は低酸素になるのか？

補講4回目

います（ボーア効果とは、正確には血液内の二酸化炭素の濃度変化から赤血球内のpHが変化することで、前図の曲線（ヘモグロビンの酸素解離曲線）がグラフ内を移動する現象のこと）。

　細胞、さらにいうとミトコンドリアが生み出す二酸化炭素ですが、ミトコンドリアの燃料源、つまり3大栄養素である、糖、脂肪、タンパク質によって、それぞれ生み出す二酸化炭素の量が変わってきます。その燃料源の違いによって、**同じ酸素の量からどれだけ二酸化炭素をつくり出せるかを見る指標に"呼吸商"**というものがあります。呼吸商は、1分間あたりに消費される酸素量と二酸化炭素産生量の比になります（次図）。呼吸商が大きいほど、酸素から効率的に二酸化炭素を発生させることができます。

### ◻ 呼吸商の計算例

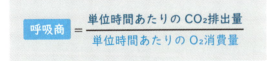

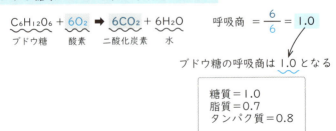

糖を完全燃焼させると、呼吸商は 1.0 となり、細胞が得た酸素に対して同じ量の二酸化炭素が産生されます。では、糖質制限で糖以外の栄養素をミトコンドリアで燃やすとどうなるでしょうか？

　脂肪を燃やした場合は、呼吸商は 0.7 となります。

　たとえば、細胞が酸素を 100 得たとすると、ミトコンドリアが糖を燃やした場合は、酸素 100 に対して、二酸化炭素が 100 発生します。脂肪を燃やした場合、酸素 100 に対して二酸化炭素が 70 しか発生しないことになります。

　つまり、脂肪を燃やし続けると、二酸化炭素の量が減っていくことになります。すると、**ヘモグロビンが酸素を運んできても、ボーア効果によって二酸化炭素の量が少ないところではその酸素を手放すことができず、肺に持って帰ってしまいます**。その結果、二酸化炭素の発生量が少ない場所では、赤血球（のヘモグロビン）で酸素を運んでいるにもかかわらず、細胞は効率的に酸素を受け取ることができずに、やがて細胞は酸素欠乏状態になっていきます。

　補講 2 回目でお話ししたとおり、低酸素状態になると活性酸素が過剰に産生されます。すると、歯髄では即座にHIF（低酸素誘導因子）が活性化されて象牙芽細胞のミトコンドリアの活動が停止していきます。さらに悪いことには、燃やしている脂肪がプーファであれば、燃やせば燃やすほど活性酸素が発生し、プーファがどんどん酸化されて酸化ストレスを起こすことになります（補講 2 回目 04「怖い酸化の真実」）。

補講 4 回目　糖質制限でなぜ細胞は低酸素になるのか？

補講４回目

　酸化ストレスで発生したアルデヒドは、象牙芽細胞の働きを阻害し、死滅させていきます。これは歯だけで起きていることではなく、全身の問題なので、全身で恐ろしいことが起きていることになります。

　また、糖を制限して脂肪を燃焼していると、脂肪を代謝する過程でケトン体という物質が肝臓で産生されます。ケトン体は代替燃料となりますが、酸性物質なので血液にケトン体が含まれだすと、そもそも弱アルカリ性が健全な状態である血液が酸性化するために、体は健康を維持することができなくなっていきます。その血液の酸性化（アシドーシス）を防ぐために、呼吸を浅く早くすることで、血液に含まれる別の酸性物質である炭酸を排泄していきます。呼吸によってケトン体の代わりに炭酸を多く排泄することで、体はなんとか酸性化した血液を中性に戻そうとします。

　炭酸とは、血液に溶けた二酸化炭素です。長い時間、脂肪を燃やしているとケトン体がどんどん増えるので、二酸化炭素は薄まっていきます。ボーア効果によって血液に酸素があるのに、細胞は低酸素の状態になってしまうのです。

　歯科でも、よく子どもの成長問題で呼吸が浅いことが話題になります。浅く早い呼吸は口呼吸となり、むし歯の原因にもなるからです。呼吸のしかたを変えるトレーニングもとても重要ですが、まず二酸化炭素をしっかりと発生できている栄養状態なのかが大前提となります。代謝によって呼吸が浅くなっているために、深い呼吸ができず姿勢も悪くなりますし、口呼吸をしがちになるので歯並びも悪くなります。口が乾燥すると、むし歯にもなりやすくなりま

す。唾液も酸を中和する能力が落ちて酸性化します。

5時限目で唾液が酸を中和する能力についてお話ししましたが、**唾液が酸やアルカリを中和して、中性に戻す働きを、唾液の"緩衝能"といいます**。むし歯を防ぐのにとても重要な働きをしています。**唾液で酸を中和する役目を主に担うのは、二酸化炭素からつくられる重炭酸イオンです**。唾液に含まれる重炭酸イオンが少ないと、唾液が酸を中和する力が落ちてしまいます。

また、肝臓は呼吸をする大きな筋肉である横隔膜にくっついているので、浅い呼吸では肝臓の血液循環も悪くなり、機能が落ちます。酸素を有効活用できていない子どもに元気がないのは当然といえば当然なのです。

砂糖をミトコンドリアで完全燃焼させずに砂糖を腐敗（発酵）させる状態は、完全に病的な状態です。糖質制限のような巷の栄養情報で「健康にいい」といわれることをやればやるほど、私たちの細胞では砂糖を腐敗（発酵）させて病的になってしまうのです。

"砂糖悪玉説"や"砂糖中毒説"というウケのいい宣伝文句は、体の精巧なしくみにとって真実なのでしょうか？　はたまた、細胞のしくみとは正反対の情報を流すことで病気が増えたほうが、マーケットには都合がいいのでしょうか？　一般の人が簡単に健康になってしまったら、ビックファーマなどのビジネスは成り立ちません。

最後に事実を知っていただきたいので、次のLHR（ロングホームルーム）で症例を紹介しておきます。その前に、コラムで「はちみつでむし歯ができる」話をしておきます。

# Column

## はちみつで体調が回復してきたのに、むし歯ができた

　それは、リーキーデンティンが改善していないためです。

　糖のエネルギー代謝が正常に回りはじめ、体調が回復してくると、重要な臓器だけでなく、体の隅々の細胞でも糖が利用できる状況になります。もちろん、歯髄でも糖が利用できるようになります。それまでに、悪くなってしまった歯髄の中の環境を、悪いものは排泄し、正常な組織をつくり直して、改善していかなければなりません。

　歯髄幹細胞が糖を取り込んで活発になると、細胞分裂をして象牙芽細胞や線維芽細胞に分化していきます。活発になった歯髄幹細胞は、大量の乳酸を排泄します。象牙芽細胞が健全であれば、この乳酸は糖のエネルギー代謝でリサイクルされますが、リーキーデンティンの状態であれば、象牙細管から漏れ出して象牙質を溶かしてしまいます。

　乳酸のほかに、コラゲナーゼ（コラーゲン分解酵素）によっても象牙質は溶かされます。リーキーデンティンの場合、バリアが壊れているので、歯髄内のコラゲナーゼも漏れ出して象牙質のコラーゲンを溶かしてしまいます。

　唾液を出す唾液腺の糖のエネルギー代謝がしっかり機能していれば、唾液によって乳酸が中和され、象牙質が溶けるのを防いでくれます。ただし、唾液によって洗い流されにくいところ（上の前歯や歯のほっぺた側の面など）は、象牙質が溶かされやすくむし歯が発生しやすくなります。

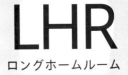

# 蜂蜜療法による症例紹介

最後に、蜂蜜療法のパワー（糖代謝）を知っていただくために、症例を紹介します。
この症例は私の患者さんではありませんが、オンラインで相談を受けた事例です。ご本人から掲載の許可とご希望があったので、紹介させていただきます。
ここまでの授業と補講を思い出しながら、ホームルームの時間のように気楽に読んでみてください。

ロングホームルーム

# 01 溶けていた子どもの歯槽骨が神経を取らずに再生！

**症例のおおよその概要**

　11歳のお子さんに大きなむし歯ができて、近所の歯科医を受診したところ、神経を抜く処置を勧められました。

　神経を抜くということにためらいを感じたお母さんは、近くの自然療法を推奨している歯科に相談されました。さらに、私のクリニックにもオンラインにて相談をされました。

　まず、お子さんの症状を見ておきます。

　現在11歳で、左下の第一大臼歯にむし歯が発生し、第一大臼歯の遠心（口の奥側）から歯に穴が開いています。歯の根の周りの骨が大きく溶けています（次図）。

☐ **蜂蜜療法を試す前のレントゲン写真（2024年1月15日）**

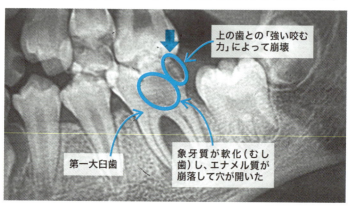

## お母さんからいただいたこれまでの記録

　お母さんからいただいたこれまでの記録をまとめておくと、次のようになります。

　お子さんが 10 歳のときに、歯肉の腫れと激しい痛みがあったが、3 日ほどで治まった。その 1 年後、突然左下第一大臼歯に穴が開いた。歯科医院でレントゲンを撮って、歯槽骨（歯を支えている骨）の溶解も確認され、神経を抜く治療の提案をされた。

　お子さんの乳児期は母乳で、7 歳ごろまではプーファや農薬などは気にかけていない一般的な食事内容だった。ときにはファストフードを食べたり、亜麻仁油もときどき食事にかけたりしていた。特に体調不良などはなかったが、7 歳ごろからはちみつなどの良質な糖を摂り出す。

　お母さんに関してですが、20 代に、加工食品の摂取や仕事のストレスなどから皮膚の不調が出はじめ、オメガ 3 や抗酸化サプリを 2 年半ほど続けていた。その後 26 歳のときに、卵巣出血による強い腹痛で救急外来を受診、1 日入院し点滴で治まり退院。32 歳でお子さんを出産。その後 33 歳ごろからオメガ 3 のサプリを 1 年飲み続けた。38 歳ごろから、食事に亜麻仁油をかける食生活が 1 年ほど続き、39 歳ごろには、月経前症候群（PMS：月経前に 3 〜 10 日の間ほど続く精神的あるいは身体的な不調が出ることで、月経がはじまると軽快ないし消失する）がひどくなり、40 歳になると毎月生理前には症状がひどくて動

ロングホームルーム

けなくなってしまい、2日ほど寝込んでしまうこともある
ようになった。毎月の生理のたびに襲ってくる不調を何と
かしたい思いで、有馬ようこ先生、崎谷博征先生の理論を
学びはじめ、プーファフリー、蜂蜜療法を取り入れてから
は、月経前症候群（PMS）が徐々に治まっていった。

　44歳になって、むし歯と歯肉炎の痛み、右の前腕の痛
みが起きはじめたので、メタトロン（エントロピー測定機
器：エントロピー測定とは、体の中の振動（周波数）の乱
れを測定するもの）による検査をしたところ、糖のエネル
ギー代謝が落ちているという結果が出た。

　そこで、はちみつの量を増やし1日に大さじ6〜8杯
ほど摂取。さらにコラーゲンサポートのサプリ、“アミノ
トロピック”と“ドミゾワ”（ともにHOLISTETIQUE）
の摂取をはじめた。数日で歯の痛みと腕の痛みはかなり治
まり、現在は定期的にマイクロカレント（微弱電流）とい
う美容機器をあて、毎日レッドライトも浴びている。歯肉
炎もかなり治まってきている。

　お母さんが若いときからプーファ、特にオメガ3を摂っ
てきた経歴があるので、体内にかなりのプーファ（オメガ
3）の蓄積があると思われます。生理不順もあることから、
エストロゲンが過剰作用していることもうかがえます。

　エストロゲンは一酸化窒素（NO）を誘導します。一酸
化窒素は健康にいいといわれていますが、実際は真逆です。
**一酸化窒素はミトコンドリアの電子伝達系の回路を阻害
するので、ミトコンドリアでエネルギー産生が減少し、活**

性酸素が過剰発生します。また、エストロゲン、プーファ、一酸化窒素は、PDH（ピルビン酸脱水素酵素）をブロックするので、糖から産生されたピルビン酸はミトコンドリアに入れず、乳酸になってしまいます（6時限目「象牙芽細胞を"虫"に変えるのは何なのか？」）。一酸化窒素は、炎症も引き起こします。

　オメガ3はPDH（ピルビン酸脱水素酵素）をブロックし、脂肪とタンパク質をミトコンドリアで利用するようになるので、体や細胞では蓄えていた脂肪を分解する"リポリシス（脂肪分解）"と、体を構成するタンパク質を分解する"プロテオリシス（タンパク質分解）"が起きます。また体や細胞に蓄積したオメガ3が分解されて、血液や細胞内に浮いてくる（遊離脂肪酸）ので、非常に酸化されやすくなります。プーファは酸化されるとアルデヒドとなる（酸化ストレス）ことで、あちこちで炎症を起こしはじめます。

　プーファフリー、蜂蜜療法をはじめて、月経前症候群は改善されてきたようなので、細胞へ糖の取り込みが回復してきて代謝が上がってきたところなのでしょう。細胞はエネルギーが得られると、細胞内や周囲の環境の改善をしはじめます。長年のプーファ、アルデヒドの蓄積があるので、これらの排泄作業がはじまったことによる炎症が、歯の痛み、歯茎の腫れ、腕の痛みなどだと考えられます。

　ストレスや体調変化でエストロゲンが多くなると、一酸化窒素も多く発生するので炎症が強くなります。一酸化窒素によって、歯肉や歯髄の炎症が強くなることが研究でも確認されています。

ロングホームルーム

歯にも脂肪は蓄積するので、過去の食事のプーファが多ければ多いほど、プーファは蓄積します。歯髄がどれだけ脂肪変性しているのかも、糖のエネルギー代謝の回復期のむし歯のなりやすさに影響をおよぼします。

## お子さんの生育歴

お子さんの歯については、お母さんの経歴から鑑みて、お子さんにも環境遺伝的に（お母さんの体質を受け継いだ）、エストロゲン暴露が強かったと考えられます。

また7歳ごろまでのプーファ摂取により、細胞は糖のエネルギー代謝がブロックされて、脂肪のエネルギー代謝でエネルギーを得ていたと考えられます。

第一大臼歯は、6歳ごろに生えてきて口の中に姿を現してくるので、6歳臼歯とも呼ばれています。妊娠3カ月〜5カ月ごろに歯の種（歯胚）がつくられます。そして出産の時期ぐらいには、顎の骨の中にある第一大臼歯の種（歯胚）から歯の噛みあわせあたりのエナメル質と象牙質の石灰化がはじまり、歯がつくられていきます。

次頁図のように、歯の頭の部分から根っこの先端の方向に向けて、石灰化して歯がつくられていきます。3歳ぐらいになると、歯冠と呼ばれる歯の頭の部分が顎の骨の中でつくられます。歯冠ができたあとに根っこがつくられ、根の半分ぐらいができあがってくる6歳前後に、歯茎を突き破って第一大臼歯は口の中に姿を現します。

その後、歯が生えて（伸びだして）いき、反対側の歯と上下で噛みあうようになります。それが、だいたい8歳

ぐらいです。噛みあうようになってくると歯の根っこの先が閉じて歯根の完成を迎え、強く噛めるようになります。

　上下の第一大臼歯が噛みあう8歳ぐらいになると、第一大臼歯の手前の乳歯の臼歯の根っこが順番に溶け出して、乳歯の臼歯（乳歯の奥歯）の生え変わりを迎えていきます。

### 🞑 第一大臼歯は年齢によって歯がつくられていく

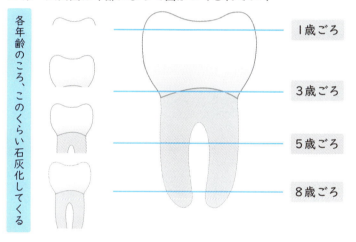

各年齢のころ、このくらい石灰化してくる

1歳ごろ
3歳ごろ
5歳ごろ
8歳ごろ

　問題が起きやすいのは、根っこが完成してくるころで、根尖孔が狭くなって噛みあわせの力が強くかかるようになってくる8歳以降の時期です。

　まず歯髄の中へ入る血管の出入り口である根尖孔が狭くなることで、歯髄は閉鎖空間になっていき、それによって血流がかなり少なくなっていきます。まだこの時期は、歯髄の中では活発な象牙芽細胞によって象牙質がつくられて

ロングホームルーム

いるので、酸素が足りない状態になって乳酸の処理に失敗してしまうと、歯にはとても危ない状況です。つくられる歯の質もとても弱くなります。

また、この酸欠になりやすいときに重要なことがあります。それは、それまでにその歯がどのような体の状態でつくられてきたかという過去の経歴です。つまり、どのような環境、食生活で、その歯がつくられてきたかということです。次の2点がポイントです。

❶その子を妊娠中のお母さんが、糖のエネルギー代謝が回っていて胎児が成長するためのエネルギーと栄養が十分だったかどうか

❷お子さんが7歳ごろまでに良質な糖をしっかり摂って、糖のエネルギー代謝が常に回っていたかどうか

子どもはとても糖のエネルギー代謝が高いのですが、その分、糖の要求量も高く、細胞はとても糖をほしがります。ブドウ糖は、肝臓でグリコーゲンという形で備蓄してあり、食事から糖を補給できずに不足すると、肝臓のグリコーゲンが分解されて、血液に糖が補給されます。しかし、小学生以下の子どもは肝臓のグリコーゲンをストックする機能がまだ弱いので、十分に補う力がありません。

このとき非常に怖いのは、**むし歯を避けようとして、砂糖など良質な糖を制限してしまうことと、巷で健康にいいといわれているプーファ（オメガ3、オメガ6といった植物油やフィッシュオイル）の摂取**です。

子どもは肝臓の機能がまだ弱いので、デトックスのよう

なゴミの排泄もうまくいかない時期です。ですから、ミトコンドリアで糖を完全燃焼させて、ゴミを出さない糖のエネルギー代謝が回っていることがとても重要になります。

　糖が不足すると、タンパク質や脂肪をエネルギー源としてしまいます。タンパク質を分解してエネルギー源としてしまうと、ゴミとして有毒なアンモニアが発生します。そもそも成長するにはタンパク質をつくらなければいけないのに、エネルギー源とするために体をつくるタンパク質を燃料として分解してしまうと、成長障害を起こします。歯が石灰化するにはタンパク質の足場が必要なので、歯がもろくなったりする障害が起きます。

　補講2回目でお話ししたように、脂肪を燃やすことはよくありません。お母さんが妊娠中にもプーファを摂っていたりすると、分解（リポリシス）されて出てくる脂肪がオメガ3のようなプーファになります。そうすると、子どもの成長期の細胞のミトコンドリアが深刻な障害を受けてしまいます。

　不足した糖の代わりのエネルギー源として、肝臓で脂肪からケトン体が大量に産生されます。ケトン性低血糖症という症状がありますが、朝の空腹時や発熱がきっかけで起こることが多いようです。また、多少の発育の遅れや痩せ気味のような症状が多くみられます。ケトン体は筋肉や脳などで利用されますが、ケトン体が余ってくると血液のケトン体が増えて、血液が酸性化していきます。**酸性環境はカルシウムを溶かすとお話ししたように、進行すると骨が弱くなってしまいます**（ひどくなると骨軟化症になってし

ロングホームルーム

まう）。**骨が弱くなるということは、顎の骨の中で石灰化をしていく歯もとても弱くなる**ということです。

そして、これまでにどれだけ糖のエネルギー代謝が阻害されてきたかということも重要です。このようなリポリシス（脂肪の分解）を起こしている状態が長いと、歯髄や象牙質に脂肪が蓄積してしまいます。

## 一般的な健康保険を使った治療では 歯は削り取られていくだけ

臨床でよく見かけるのは、6〜8歳ぐらいの第一大臼歯が生えてきたばかりで、歯ブラシがうまくあてられずに汚れが長期間べったりついていても、むし歯になっていない子どもがとても多いケースです。**子どもの第一大臼歯にむし歯が姿を現すのは、ほとんどが上下の歯同士が噛みあってきて、歯に強い噛みあわせの力がかかるようになってきた時期からです。**歯が生えてくる時期の第一大臼歯の大きなむし歯は、次のような流れで姿を現します。

❶ 上下の歯が噛みあうころに歯根が完成を迎える
　➡ 根尖孔が狭くなり、歯髄への血流が減少していく

❷ このタイミングで脂肪燃焼モードになっていると、糖をたくさん得たときに、象牙芽細胞のミトコンドリアへ糖を取り込めずに糖を発酵させてしまい、象牙質が脱灰して弱くなっていく

❸ ちょうど乳歯の奥歯の生え変わりと重なるので、第一大臼歯に強い咬合力がかかり、その力に耐えきれなくなったエナメル質が崩壊する

▶ 次頁図に続く

**❹噛みあっている部分のエナメル質が"セノーテ式※"で崩壊して突然大きなむし歯が現れる**

※5時限目 02「❶歯髄の天井の中央部が歯虫化した場合」エナメル質が崩壊したときに、はじめて「むし歯ができた」と気づく

　乳酸の蓄積やストレスによるエストロゲン作用、一酸化窒素の発生、リポリシス（脂肪の分解）とメタボリックスイッチのオン（脂肪を燃焼）、酸化ストレスなどによって歯髄は炎症を起こし、痛みも発しやすくなります。まだ象牙質の厚みも薄いので、そのような炎症を起こす物質は歯髄から周囲へと漏れていきます。すると、歯の周りの骨（歯槽骨）も溶けてしまいます。

　今回の症例も、一般的な健康保険を使った治療では、すぐにむし歯の部分を削って治療を開始することになります。残っている象牙質も軟化しているので、むし歯の部分だけでなく残っている歯は全体的にやわらかくなっているはずです。軟化した象牙質は菌に感染した病巣とみなされ、相当大きく削られることになります。さらに、歯槽骨も大きく溶かされています。歯槽骨が溶けるのも、菌の感染によって起こっていると現代歯科では考えているので、このままの状態で削る治療をすれば、自然治癒はしにくくなり、この歯は抜歯になっていたかもしれません。

　症例のお母さんは蜂蜜療法家であり、糖のエネルギー代謝の知識もかなりあったので、むし歯になった理由や歯槽骨の吸収もむし歯菌の感染がメインではなくて、糖のエネルギー代謝の低下によって形態形成維持に失敗したために

LHR

蜂蜜療法による症例紹介

ロングホームルーム

起こっていることなどをお話ししました。

　その後、糖のエネルギー代謝を上げるために、お母さんがお子さんに対し最大限できることをしはじめました。具体的には、次のようなことです。

❶穴が開いたところは、食べものが入り込んで刺激にならないように綿で蓋をする

❷細菌の繁殖によるエンドトキシンが原因のリポリシスや炎症を防ぐために、仕上げ磨きを徹底する

朝はちみつ（ジャラ）大さじ 1 杯

夜はちみつ（ジャラ）大さじ 1 杯＋アミノトロピック 1 本＋ドミゾワ半分

定期的マイクロカレント（微弱電流の美容機器）をあてる。レッドライトをほぼ毎日あてる

　すると、どうでしょう。3カ月後には、むし歯の歯に歯ブラシをあてると歯の神経の感覚が戻ってきたそうです。レントゲンを撮ったところ、溶けていた歯槽骨が再生されていました（次頁図）。

　この数週間後にセメントで蓋をして、象牙質の再石灰化が進むのをしばらく経過観察しているところです。**歯髄が生きていて、糖のエネルギー代謝が回り、健康を維持する栄養素が摂れていれば、軟化した象牙質は再石灰化する可能性がかなりあります。**生きている歯髄の上部で石灰化が進めば、穴の部分をセメントか樹脂で塞ぎ、歯の状況にあわせて部分的な詰めものを被せていくのが最善の治療方法だと考えています。

☐ 蜂蜜療法を試して3カ月後のレントゲン写真
（2024年4月1日）

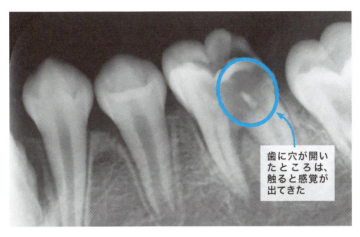

歯に穴が開いたところは、触ると感覚が出てきた

　このように、**体には自然治癒力が備わっています**。しかし、自然治癒は誰かから、あるいは、どこかからもたらされるものではありません。**自分の細胞が生まれながらに持っているその能力が発揮されるかどうか**です。その能力を発揮するには、糖のエネルギー代謝が回っていることが必須です。現代社会の生活環境、食、情報は、この能力を削ぎ落す方向に向いています。この力が発揮されるかどうかは、その人（子どもなら母親）次第です。自身で（子どもなら親が）代謝について勉強して納得し、自分で判断し決断して、自分で責任をもって実行しなければ、落ちてしまった自然治癒力はそう簡単には復活してきてくれません。

　自然治癒力は病状が深刻であるほど、何の勉強をするこ

ともなく、依存したまま責任を押しつけた状態で勝手に発揮されるものではありません。また、病気のループから抜け出せることもありません。厳しいようですが、**"症状"は体の訴えとして、あなたへの警告を発するために"病気になって現れた"**のですから。

　脳のエネルギー不足では、勉強も判断も決断も実行もできません。精神、性格的な問題以前に、**すべては良質な糖をミトコンドリアで代謝する"糖のエネルギー代謝"によって、十二分なエネルギーを得られていることがベース**となります。

ロングホームルーム

# 02

# 症例から学ぶ
# 糖代謝と歯の関係

## 体が糖を腐敗（発酵）させるからむし歯や病気になる

ミトコンドリアによるエネルギー産生（代謝）の基本的なしくみは次図のようになります。

☐ **ミトコンドリアによるエネルギー産生（代謝）の基本的なしくみ**

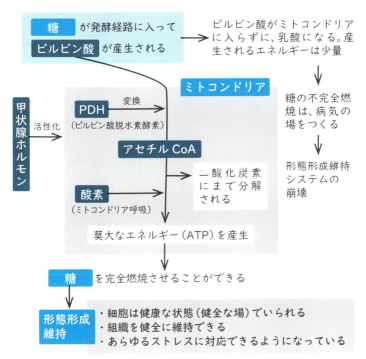

ロングホームルーム

　病気は、この健全な場を維持している"糖のエネルギー代謝（ミトコンドリアが糖を利用してエネルギー産生している状態）から逸脱してしまうこと"によって引き起こされます。

　糖のエネルギー代謝からの逸脱によって糖は発酵され、病気の場をつくる乳酸となってしまいます。糖のエネルギー代謝が回っている状態での一時的な乳酸の蓄積であれば、体はきれいにクリーンアップできますが、長期に渡ると乳酸やアルデヒド、プーファといったゴミの蓄積からすべてが破綻していきます。発酵は言い方を変えれば腐敗です。つまり、むし歯も病気も、砂糖を腐敗させることから起きていくのです。

　逆にいうと、胎児のときから（つまり、お母さんが妊婦のときから）しっかり砂糖やはちみつ、果物といった良質の糖を摂って、糖のエネルギー代謝で糖を完全燃焼させていれば歯が強くなります。小さいころから果物とか甘いものが好きで、ろくに歯も磨かないのに歯が強くてむし歯ができない人がいる理由はここにあります。

　私たちは、歯を溶かす乳酸を産生するのは"菌（むし歯菌）"だけだと信じ込まされ、体のしくみの真実から目をそらされてきました。それはなぜかというと、大衆から富を吸いあげる巨大資本側が、われわれに勧めてくるものを紐解くと、糖のエネルギー代謝から逸脱させるものばかりだからです。その逸脱によって症状が出れば、それを対症療法で抑える治療法がまた利益を上げるというマーケットができあがっています。

健康な象牙芽細胞のミトコンドリアは、酸素と糖を甲状腺ホルモンの作用によって完全燃焼しています。酸素が欠乏しやすい歯髄では、低酸素状態が続くことが1番怖いことです。低酸素を防ぐには、赤血球のヘモグロビンで運ばれてきた酸素が、歯髄の中でどれだけ多く細胞に供給されるかが勝負です。つまり、酸素と手をつないできたヘモグロビンが、歯髄の中で酸素を手放してくれなければなりません。それには、補講4回目01「二酸化炭素によって、細胞は酸素に満たされる」でお話ししたボーア効果、歯髄内の二酸化炭素の量がとても重要になります。歯髄は血管の末端になるので、血管が収縮すると血行障害を起こして酸欠になってしまいます。この血行をよくするのも二酸化炭素です。**二酸化炭素は血管を健全に拡張させて良好な血液循環を保ち、細胞が酸欠になるのを防いでくれます。カルシウムと二酸化炭素がくっついた炭酸カルシウムは、歯の石灰化の起点となり、歯を強くして、修復もしてくれます。**

　さらに、歯を守る唾液を出す唾液腺では、糖のエネルギー代謝から発生した二酸化炭素によってつくられる重炭酸イオンが分泌されます。これは、唾液の緩衝能を高めます。**唾液の緩衝能とは、口の中が強く酸性やアルカリ性に傾いたときに、唾液によって中性に戻してくれる働きのことを**いいます。また、糖のエネルギー代謝によってエネルギーが豊富にあれば、唾液の量も多くなります。**糖のエネルギー代謝が高いほど、唾液の総合力が高くなるので、むし歯にもならないですし、良質な糖をしっかり摂れば摂るほど、**

LHR

蜂蜜療法による症例紹介

253

ロングホームルーム

歯も骨もますます強くなります。

　長寿な人で、強い歯がたくさん残っている人ほど健康で体力もあってエネルギッシュなのは、この糖のエネルギー代謝の高さが関与しているからです。歯がたくさん残って高齢で元気なのは、歯が残っているから元気なのもありますが、それ以前に、そういう人は糖のエネルギー代謝が子どものころからずっと高い状態だったので、高齢になっても歯や骨が健全で、体が強く元気かつエネルギッシュでボケずに頭も冴え渡っているのです。

## もうひとつ、とても重大な問題。
## 超急速な"歯髄の老化"～脂肪変性～

　歯髄は老化によって、変化（変性）していきます。加齢による血液の供給の減少によって、歯髄の繊維化は自然現象として起こります。また、この老化による変性のしかたで、脂肪が歯髄に蓄積していく脂肪変性もあります。象牙芽細胞はさまざまな影響からダメージを受けやすいので、変性が起こりやすい部分です。むし歯がない歯の象牙芽細胞でも、象牙芽細胞内の脂肪の浸潤はかなり早期から認められています。この象牙芽細胞中の脂肪の蓄積は、12歳児の永久歯にも認められています。これは1940年の報告なので、植物油脂を大量摂取している現代は、もっと早期かつ重度に現れていると推察されます。本来は、この脂肪変性は糖のエネルギー代謝が低下する老人の脂質異常症（高コレステロール血症と高脂血症）で起きやすくなるものです。

これが、なぜ代謝の高い若い時期から起こるのかは、糖のエネルギー代謝の問題から考えることができます。それは、若いのに甲状腺機能が低下し、糖のエネルギー代謝に障害が起きていて、ミトコンドリアが脂肪の燃焼モードになっていること（ランドル効果）です。つまり、メタボリックスイッチがオンになった状態です。若年期から（その子を妊娠期の母親の状態も含めて）、メタボリックスイッチが入った状態であれば、今までお話ししてきたとおり象牙芽細胞はかなりダメージを受けていきます。さらに、摂る油がオメガ3やフィッシュオイルなどの酸化しやすいプーファが主体だと、脂肪変性で歯髄に蓄積しているのでかなり厳しい状態になります。**歯髄内にプーファの蓄積が多いか少ないかで、蜂蜜療法で糖のエネルギー代謝が回復するときに、むし歯ができやすいかどうかが変わってくる**と考えています。

　脂肪の蓄積が多いと、エンドトキシンという細菌の外側の成分（グラム陰性菌の細胞壁外膜）に対しての炎症反応が激しく起こります。こういった炎症は、さらに HIF（低酸素誘導因子）を活性化させ、もっと炎症を悪化させていきます。リーキーデンティンになると、象牙細管に菌が侵入するので、少し歯の周りに汚れが溜まる（菌が繁殖する）だけで、歯髄の炎症、痛みを起こすもとになってしまいます。

　歯髄に炎症が起きると歯は痛みを発し、歯髄炎の状態となります。歯髄炎の状態の歯髄組織には、脂肪の沈着が認められます。臨床でも、強い歯髄炎で神経を取る処置（抜

ロングホームルーム

髄処置）をしたときの歯髄は、出血と油でドロドロかつベタベタの状態になっています。また歯髄炎になった歯髄は、マクロファージという食細胞（免疫細胞）の脂肪化がみられ、マクロファージの泡沫化（過酸化脂質、アルデヒドの沈着）があります（動脈硬化の初期状態と同じ）。歯髄の炎症部位では、毛細血管の内皮細胞にも脂肪の沈着がみられます。炎症が進行すると、神経線維が破壊されていきます。**糖のエネルギー代謝によって象牙質を健全に維持するべき象牙芽細胞が、糖質の制限とプーファの摂取によって"脂肪変性"という異常な脂肪の蓄積を起こし、若いころから超急速な歯髄の老化現象がはじまってしまうのです。**

　長期に渡るメタボリックスイッチを止めようと糖を摂って代謝を上げていき、体調が回復してきたころに現れるむし歯、歯肉炎、歯の痛みは、この超急速な老化現象である歯髄の脂肪変性によって、蓄積した脂肪の排泄がうまくいかないときに起きるのではないかと考えています。

　**糖のエネルギー代謝の大切さに気づいたら、早急にプーファフリーを実行すべき**です。蓄積すればするほど、排泄と歯髄内のつくり変え（環境改善）が困難になります。


## むし歯ができやすい人の傾向

　むし歯ができやすい人の傾向として、基礎代謝が低いということが挙げられます。手足の冷えや便秘などもあり、はちみつなどの糖は摂っているけれど、まったく運動していないような状態の場合です。

　いきなりジョギングとか激しい運動をするのは乳酸を

産生して逆にストレスになるので、日光を浴びながらの
ウォーキングなど、軽めの運動やストレッチといった、と
にかく毎日できそうなことからはじめましょう。1日中
じっとしていないで、**とにかく太陽の下で体を動かして筋
肉を使っていかないと代謝は上がっていきません**。こう
いった適度な運動による活性酸素はミトコンドリアを増や
すシグナルとなるので、基礎代謝があがっていきます。体
を動かさないとエネルギーを消費しないので、いくら糖を
摂ってもミトコンドリアは活性化しません。

　酸化ストレスによるプーファの酸化で発生するアルデヒ
ドは、猛毒物質です。何よりもまず、しっかりプーファフ
リーを実践しないと、糖からできたピルビン酸がミトコン
ドリアへ入るために必要なPDH（ピルビン酸脱水素酵素）
の機能障害が起きるので、糖はミトコンドリアに入ってい
けず発酵されてしまいます。ビタミンB群の不足も、糖
のエネルギー代謝を止めて、脂質の酸化を進めるので要注
意です。

　もうひとつ多いのが、塩の不足です。

　塩は工夫して摂らないと、なかなか1日の必要量に達
しません。**塩が足らないとレニン - アンジオテンシン - ア
ルドステロンというストレス状態を引き起こすホルモンが
活性化され、糖のエネルギー代謝を止めてしまいます**。塩
の摂取量が少ないと、細胞内水分量が多くなり（細胞が水
膨れになって、むくんだ状態）、細胞が強いダメージを受
けてしまいます。塩不足は、良質な糖をとってもミトコン
ドリアで利用されにくくなり、糖のエネルギー代謝の回復

ロングホームルーム

の邪魔をします。

　ここまで、象牙芽細胞の糖のエネルギー代謝障害がむし歯をつくるとお話ししてきました。回復させるために、良質な糖を摂ることはとても大切です。しかし、その前に意識しておかなければならないことがあります。**糖からつくられるピルビン酸が、ミトコンドリアに入れるようにすることです。**この糖のエネルギー代謝の障害をじっくりとしっかり取り除いていかないと、永遠に糖がミトコンドリアに入りにくい状態が続きます。ピルビン酸がミトコンドリアに入るのを阻害する代表選手はプーファです。さらに、"減塩"など、さまざまな健康情報も邪魔をしています。

　そして、その代謝障害の除去を進めてくれるのが、糖の中でも果糖（フルクトース）です。砂糖（ショ糖）は、ブドウ糖（グルコース）と果糖（フルクトース）が結合した状態で、分泌される消化酵素によってブドウ糖と果糖に分解されてから体に吸収されます。糖のエネルギー代謝が回っていない（甲状腺機能低下）状態の人では、消化酵素も少なくなっています。はちみつは、ハチの唾液の力によってすでにショ糖がブドウ糖と果糖に分解されています。さらに、糖のエネルギー代謝を高めるミネラルやビタミンも含まれています。糖のエネルギー代謝を高めるには、良質な糖の中でも「はちみつを摂るのが最高」なのです。

　**むし歯を治療する前に、まずはプーファフリーを実践して、日ごろからしっかり良質なはちみつを摂ることを意識してみてください。**

## おわりに

### 蜜（糖）は、神様（大自然）が与えてくれた最高の恵み

　本書の内容をひと言でいうと、「私たちの細胞が蜜（糖）を腐敗させてしまうとむし歯や病気になる」ということです。蜜（糖）は、神様（大自然）が与えてくれた最高の恵みです。私たちの細胞が菌と違うのは、菌は蜜（糖）を腐敗（発酵）させますが、細胞は細胞内の共生微生物であるミトコンドリアを利用して蜜（糖）から大量のエネルギーをクリーンに産生することです。そうすることで、特に人間は大量のエネルギーを消費する脳を大きく発達させることができました。

　なぜこんな単純なことを、わざわざわかりにくくしている世の中となっているのでしょうか？

### 不都合な真実

　重い税負担で収入の多くを持っていかれるうえに、さらなる増税によって財産がどんどん搾取されていき、一般国民の生活は苦しさを増す一方です。今の社会のシステムを維持するのに"不都合なこと"、それは大衆が好き放題に蜜（糖）を摂ってしまうことです。大衆が蜜（糖）を摂ると慢性疾患がなくなって元気になりすぎるばかりか、脳にも栄養が行きすぎて、いいように搾取されていく今の社会システムのおかしさに人々が気づいてしまうことです。

　医療費にも莫大な税金が投入されています。薬の代わりに乳と蜜（糖）を好き放題摂らせてしまうと、今まで使われて

おわりに

いた医療費の大半は国民の財として蓄えられてしまいます。今の社会システムが "おいしい人たち" にとっては、古代から愛され重宝されてきた "蜜（糖）の真実" はとても不都合なことなのです。

「蜜（糖）を摂っていれば、エネルギッシュで元気でいられる」これはとても単純なことです。それゆえに時間とお金をかけ、あの手この手を使って大衆から蜜（糖）をいかに遠ざけるかということを、世界の富を独占し社会システムをつくりあげたエリートたちはやってきました。

そのエリートたちは、人の特性を知り抜いています。その特性を利用した手段のひとつに「善意の中に、悪意をほんの少しだけ忍ばせる」というものがあります。私が思うに、人類の大きな欠点のひとつは、「善意（真実）の中に悪意をほんの少しだけ忍び込ませると、忍び込んだ悪意は、（大衆の）善意の中で自然増殖し、善意の顔をした悪意が無限に生まれてしまい、善意との区別ができなくなって蔓延してしまうこと」だと思っています。善意の衣をまとった悪意は、善意ある人々に忍び寄り、悪意が潜んでいることを知られずに自然増殖し、人々の脳をハッキングしていくのです。この流れは、彼らがつくった資本主義とうまくマッチングします。蜜（糖）を摂っていれば自然な健康状態で天寿を全うできていたはずの人々に、こうした手法で病気の種を植えつけていくわけです。それまでは "あたりまえすぎて価値のなかった健康" に、高い付加価値をつけることに成功したのです。そして、病気に投資する人たちは莫大な利益を得ることができたのです。

これは、新型コロナウィルスパンデミックという社会実験

でよくわかりました。新型コロナパンデミックでは、日本は世界でもトップクラスのワクチン接種率を誇りながら、感染率は世界一を達成し、100兆円にもおよぶ税金をつぎ込んだあげく、最後は感染症のレベルを2類（結核やSARS、MARS、鳥インフルエンザなど）から5類（インフルエンザ、性器クラミジア感染症など）へと緩和すること（数字を替えただけ）で、一応の幕引きとなりました。私たちは、何万年もの過酷な環境を生き抜いてきた先祖代々から受け継いだ優秀な遺伝子を持ち、精巧な自然免疫を持つ**「神が与えた奇跡ともいうべき体のシステム」**を自然に持っています。その自分の体のシステムを信じて、蜜（糖）を摂って体内の糖のエネルギー代謝を高め、その精巧なシステムが十分に機能できるようにさえしていれば、新型コロナに100兆円も使わずにはちみつ代ぐらいですんでいたはずです。これもメディアをはじめとした情報操作に翻弄された人々の中に「善意の顔をした悪意が無限に生まれてしまった」いい例です。

## 蜜（糖）がむし歯をつくるという信仰

　自然療法から予防歯科を実践されている尊敬すべき素晴らしい先生方をもってしても、蜜（砂糖・はちみつ）をタブーにされているので、今回本書を通じてその逆のことを言うことには、かなり勇気がいりました。

　日々、臨床で、患者さんの履歴を詳しくうかがい、実際のむし歯のでき方を観察していますが、糖のエネルギー代謝をベースに考えれば考えるほど、むし歯は菌がつくるというよりも自分の細胞がつくっていると考えたほうがつじつまがあ

おわりに

うのです。研究室でむし歯をつくる実験では、たしかにむし歯菌に糖を与えれば、産生された乳酸によって歯の表面は溶かされます。しかし、臨床上問題となるむし歯は、実際は歯の表面ではなく歯の深いところ（エナメル質の下の象牙質）に発生します。むし歯を人工的につくる実験において、実際のむし歯と同じように深いところに発生するむし歯をつくることはできません。歯科では、犯人を常在菌と砂糖に押しつけて、細胞の代謝のしくみから目をそらしてきました。「"菌と砂糖"＝むし歯」というのは、単純にミラーの仮説（2時限目04「19世紀、現代の歯科学の基礎"化学細菌説"が登場」）を信仰しているだけだとつくづくと感じました。

　歯科のむし歯予防の考え方（信仰）は、糖のエネルギー代謝を上げていくうえでの大きな障害となっていたのです。

　そして、この"歯科のむし歯予防の考え方"が当然のように、一般の人たちに浸透し、これまで蜜（糖）を悪者にしてきたわけです。だからといって、一般の人たちが悪いわけではありません。社会のシステムがそのように誘導してきたので、基礎医学ではなく一般情報を勉強すればするほど深みにはまり、そうならざるを得なかっただけです。

　人々を病気に仕向けて富を搾取し支配するエリートたちに、私たちは対抗していかなければなりません。そのためには、まずエリートたちが愛する蜜（糖）をわれわれも十二分に摂っていく必要があります。蜜（糖）を制限した脳が飢餓の状態では、エリートたちと同じ土俵にあがることすらできません。彼らが1番恐れているのは、自分たちと同じ土俵に大衆があがってくることです。蜜（糖）不足で脳が飢餓状態

の大衆が、社会システムにどっぷりと依存してくれていることが彼らにとっては"おいしい状況"なのです。

　繰り返しますが、**蜜（糖）は脳を含め、私たち本来の能力を発揮してくれる大自然（神）からの大いなるプレゼントです。本書をきかっけに、じっくりと、しっかりと、自然の真理をベースにして蜜（糖）に対する誤解（洗脳）を解いていきましょう。**

　最後に、この度は糖のエネルギー代謝に対する深く幅広い知見をいただいたばかりか、私のような浅学菲才な者に書籍を出版する貴重な機会を与えてくださった有馬ようこ先生、崎谷博征先生に深く感謝しております。ホリスティックライブラリー出版の福田清峰編集長には毎日のように執筆についてご指導いただき、ここまでたどり着くことができました。また、校正を担当してくれた赤石知子さんにも大変お世話になりました。

　私の診療所にお越しいただいた多くのみなさまからは、代謝とむし歯に対するさまざまな情報をいただくことができ、糖のエネルギー代謝からむし歯を斬り込むことができました。本当に感謝しております。

　風あたりの強い中、気落ちするときもありましたが、その中で励ましてくれた方々、スタッフ、そして家族からは、本当に力をいただきました。

　本書が、蜜（糖）の恵みを見直す何かのきっかけになれば幸いです。最後までお読みいただきありがとうございました。

松尾晋吾

# 参考・引用文献

## [1時限目] "砂糖でむし歯になる"というウソ！

[001] 「普及版 クリニカル カリオロジー」熊谷崇、熊谷ふじ子、藤木省三、岡賢二、Douglas Bratthall 著（医歯薬出版）
[002] 「図説齲蝕学」須賀昭一著（医歯薬出版）
[003] 「齲蝕 1 病因論とメカニズム」飯塚喜一、ゴードン・ニキフォーク著（学健書院）
[004] 「齲蝕 2 予防の理論と臨床」飯塚喜一、ゴードン・ニキフォーク著（学健書院）
[005] 「デンタルカリエスエッセンシャル原著第 4 版」Edwina Kidd、Ole Fejerskov 著、大庭俊太朗、伊藤直人訳（医歯薬出版）
[006] 「カリエスブック 5 ステップで結果が出るう蝕と酸蝕を予防するカリオロジーに基づいた患者教育」伊藤直人著（医歯薬出版）
[007] 「闘う細菌 常在菌豹変のメカニズム」福島久典著（永末書店）
[008] 「歯科衛生士のためのカリオロジーダイジェスト」天野敦雄、久保庭雅恵著（クインテッセンス出版）
[009] 「虫歯から始まる全身の病気：隠されてきた「歯原病」の実態」ジョージ・E. マイニー著、片山恒夫監修（恒志会刊行部）
[010] 「歯学微生物学 第 4 版」口腔細菌学談話会編（医歯薬出版）
[011] 「口腔と全身疾患歯科医療は医学を補完する」中原泉、鴨井久一編著（クインテッセンス出版）
[012] 「第 2 版 イラストでわかる歯科医学の基礎」武端孟、祖父江鎭雄、西村康監修（永末書店）
[013] 「歯と骨をつくるアパタイトの化学」岡崎正之著（東海大学出版会）
[014] 「カミカミおもしろ液学」岡崎好秀著（少年写真新聞社）
[015] 「唾液 原著第 4 版―歯と口腔の健康」Michael Edgar、Colin Dawes、Denis O Mullane 編著、渡部茂監訳（医歯薬出版）
[016] 「基礎歯科生理学」坂田三弥、中村嘉男編著（医歯薬出版）
[017] 「歯学生のための病理学―口腔病理編」二階宏昌、岡辺治男編（医歯薬出版）
[018] 「組織学・口腔組織学 第 4 版」磯川桂太郎、稲井哲一朗、中村雅典、山本仁、渡邊弘樹著（わかば出版）
[019] 「ラングマン人体発生学 第 11 版」T.W.Sadler 著、安田峯生、山田重人訳（メディカルサイエンスインターナショナル）
[020] 「口腔発生学」滝口励司、川崎堅三、山本茂久、明坂年раза（学健書院）
[021] 「口腔組織学 第 3 版」A.R.Ten Cate、平井五郎著（医歯薬出版）
[022] Are dental diseases examples of ecological catastrophes? Microbiology 2003 Feb; 149(Pt 2): 279-294.
[023] ラット切歯象牙芽細胞と象牙質の立体的微細構造の観察 Journal of Hard Tissue Biology 2011; 20(4): 307-312.
[024] デンタルプラーク 膜（MEMBRANE）2017; 42(2): 46-53.
[025] 低侵襲がん治療用材料に関する研究（東京医科歯科大学生体材料工学研究所無機生体材料学分野（川下研究室）: https://www.tmd.ac.jp/bcr/research.html）
[026] Traditional and Modern Uses of Natural Honey in Human Diseases: A Review. Iran J Basic Med Sci. 2013 Jun; 16(6): 731-742.
[027] Association of calcium and phosphate ions with collagen in the mineralization of vertebrate tissues. Calcif Tissue Int. 2013 Oct; 93(4): 329-337.
[028] コラーゲンと無機化合物の複合化 表面化学 1999; 20(9): 600-606.
[029] Dentin matrix proteins. Eur J Oral Sci. 1998 Jan; 106(Suppl 1): 204-210.
[030] Biomineralization of Enamel and Dentin Mediated by Matrix Proteins. J Dent Res. 2021 Sep; 100(10): 1020-1029.
[031] Amelogenin-collagen interactions regulate calcium phosphate mineralization in vitro. J Biol Chem. 2010 Jun 18; 285(25): 19277-19287.
[032] Diet and the microbial aetiology of dental caries: new paradigms. Int Dent J. 2013 Dec; 63(Suppl 2): 64-72.
[033] A tissue-dependent hypothesis of dental caries. Caries Res. 2013; 47(6): 591-600.
[034] Relationship among mutans streptococci, "low-pH" bacteria, and Iodophilic polysaccharide-producing bacteria in dental plaque and early enamel caries in humans. J Dent Res. 2000 Feb; 79(2): 778-784.
[035] The Michigan study: the relationship between sugars intake and dental caries over three years. Int Dent J. 1994 Jun; 44(3): 230-240.
[036] 虫歯発症にかかわる歯垢微生物の生態学 化学と生物 1973; 11,506: 785-794.
[037] Understanding dental caries as a non-communicable disease. Br Dent J. 2021 Dec; 231(12): 749-753.

[038] The Oral Microbiome Impacts the Link between Sugar Consumption and Caries: A Preliminary Study. Nutrients. 2022 Sep; 14(18): 3693.

[039] New Preventive Approaches Part II: Role of Dentin Biomodifiers in Caries Progression. Monogr Oral Sci. 2017; 26: 97-105.

[040] 最近の歯学 軟化牙質の再石灰化について　口病誌　昭和44年9月；p200.

[041] 生犬の歯の人工軟化象牙質の再石灰化について　J. Stomatol. Soc., Jpn. 1969; 36(1)64.

### [2時限目] むし歯の歴史を紐解く

[042] 「スタンダード歯科医学史 第2版」石井拓男、石橋肇、佐藤利英、渋谷鑛、西巻明彦、平田創一郎著（学健書院）

[043] 「齲蝕1病因論とメカニズム」飯塚喜一、ゴードン・ニキフォーク著（学健書院）

[044] 生態学的プラーク仮説で変わるカリエスコントロール　歯科衛生士 2019 Jul; vol.43（クインテッセンス出版）

[045] 「むし歯はどうしてできるのか」浜田茂幸著（岩波新書）

[046] The controversial contribution to dental research made by Albert Schatz-Co-discoverer of streptomycin. Saudi Journal of Biological Sciences 2021 Jun; 28(6)3183-3185.

[047] 歯みがき100年物語「人はいつから歯みがきを始めたのか」（公益財団法人ライオン歯科衛生研究：https://www.lion-dent-health.or.jp/100years/article/beginning/006.htm）

[048] SCIENCEINTHEMAKING - Antoni van Leeuwenhoek（THE ROYAL SOCIETY：https://makingscience.royalsociety.org/people/na8438）

[049] 明治から昭和初期の歯の衛生書にみる齲蝕病因論の変遷　口腔衛生学会雑誌 2007; 57(2): 92-101.

### [補講1回目] 細胞はどのようにエネルギーをつくっているのか？

[050] 「忙しい人のための代謝学〜ミトコンドリアがわかれば代謝がわかる」田中文彦著（羊土社）

[051] 「基礎歯科生理学」坂田三弥、中村嘉男編著（医歯薬出版）

[052] 「代謝ナビゲーション ミトコンドリアを中心とする代謝ネットワーク」N.S.Chandel著、大竹明、岡﨑康司、村山圭訳（メディカルサイエンスインターナショナル）

[053] 「ミトコンドリアが進化を決めた」ニック・レーン著、斉藤隆央訳（みすず書房）

[054] On the origin of mitosing cells. J Theor Biol. 1967 Mar; 14(3): 255-274.

[055] 生体膜のATP合成機構　膜（MEMBRANE）2009; 34(6): 299.

### [3時限目] 歯の中は、見事な小社会を形成している

[056] 「ガンは安心させてあげなさい」崎谷博征著（鉱脈社）

[057] 「歯の解剖学 第21版」藤田恒太郎原著、桐野忠大改訂（金原出版）

[058] 「歯の組織学」藤田恒太郎著（医歯薬出版）

[059] ラット切歯象牙芽細胞と象牙質の立体的微細構造の観察 . Journal of Hard Tissue Biology 2011; 20(4): 307-312.

[060] 人下顎大臼歯における髄室床象牙質の組織学的観察　口病誌 1969; 36: 157-164.

[061] Comparison of the number and diameter of dentinal tubules in human and bovine dentine by scanning electron microscopic investigation. Arch Oral Biol. 2000 May; 45(5): 355-361.

[062] The density and branching of dentinal tubules in human teeth. Arch Oral Biol. 1996 May; 41(5): 401-412.

[063] Numerical density of dentinal tubules at the pulpal wall of human permanent premolars and third molars. J Endod. 1992 Mar; 18(3): 104-109.

[064] Scanning electron microscopic investigation of human dentinal tubules. Arch Oral Biol. 1976; 21(6): 355-362.

[065] Pulp Vascularization during Tooth Development, Regeneration, and Therapy. J Dent Res. 2017 Feb; 96(2): 137-144.

[066] バイオ再生医療をになう歯の細胞バンク　J Bio-Integ. 2018; 8: 1-6.

[067] 抜去歯由来の幹細胞にみる再生医療の未来　日本歯科医師会雑誌 6(2): 1267-1275.

[068] 歯髄幹細胞による骨再生と臨床応用の可能性　医学のあゆみ 2009; 231(11): 1101-1105.

[069] 歯の健康維持・延命化をめざした歯科再生医療による新しいう蝕・歯髄炎治療法の開発　日歯保存誌 2011; 54(3): 157-161.

[070] 歯髄細胞の由来に関する最近の知見　新潟歯学会雑誌　2006; 36(2): 249-253.

[071] Effects of different hypoxic concentrations on biological characteristics of human dental pulp stem cells in vitro. Shanghai Kou Qiang Yi Xue. 2021 Jun; 30(3): 247-252.

# 参考文献

[072] Long-term hypoxia inhibits the passage-dependent stemness decrease and senescence increase of human dental pulp stem cells. Tissue Cell. 2022 Jun; 76: 101819.

[073] 3D-Imaging of Whole Neuronal and Vascular Networks of the Human Dental Pulp via CLARITY and Light Sheet Microscopy. Sci Rep. 2019 Jul 26; 9(1): 10860.

[074] Oxygen distribution and consumption in rat lower incisor pulp. Arch Oral Biol. 2002 Jul; 47(7): 529-36.

[075] Fluid transport from the dental pulp revisited. Eur J Oral Sci. 2020 Oct; 128(5): 365-368.

[076] Interstitial Fluid Pressure in Normal and Inflamed Pulp. Crit Rev Oral Biol Med. 1999; 10(3): 328-336.

[077] Review on the Lymphatic Vessels in the Dental Pulp. Biology (Basel). 2021 Dec; 10(12): 1257.

[078] 「Ninth Edition Cohen's Pathways of the Pulp」Kenneth M. Hargreaves and Stephen Cohen（Mosby）

[079] 「象牙質知覚過敏症 第 4 版」富士谷盛興編著（医歯薬出版）

[080] A hydrodynamic mechanism in the transmission of pain-producing stimuli through the dentin. Pergamon Press, London 1963; 73-79.

[081] Current Concepts of Dentinal Hypersensitivity. J Endod. 2021 Nov; 47(11): 1696-1702.

[082] Chapter 2 - Thermal Pain in Teeth：Heat Transfer, Thermomechanics and Ion Transport.（https://doi. org/10.1016/B978-0-12-415824-5.00002-3）

[083] Dentinal Fluid Transport. Ralph Steinman、John Leonora（LOMA LINDA UNIVERSITY SCOOL OF DENTISTRY RESTORATIVE DEPARTMENT）

[084] Dentinal fluid dynamics in human teeth, in vivo. J Endod. 1995 Apr; 21(4): 191-194.

[085] Electroosmosis in human dentine in vitro. Arch Oral Biol. 2020 Nov; 119: 104885.

[086] The effect of dietary factors on intradentinal dye penetration in the rat. Arch Oral Biol. 1992 Sep; 37(9): 733-741.

[087] Stimulation of intradentinal dye penetration by feeding in the rat. Arch Oral Biol. 1993 Sep; 38(9): 763-767.

[088] Effect of dentinal fluid on enamel permeability under simulated pulpal pressure. Arch Oral Biol. 2019 Mar; 99: 58-65.

[089] In vivo and in vitro study of enamel fluid flow in human premolars. Arch Oral Biol. 2020 Sep; 117: 104795.

[090] Effect of dentinal fluid composition on dentin demineralization in vitro. J Dent Res. 2004 Nov; 83(11): 849-853.

[091] Effect of perfusion with water on demineralization of human dentin in vitro. J Dent Res. 2002 Nov; 81(11): 733-737.

[092] THE RATE OF FLOW IN DENTINAL TUBULES DUE TO CAPILLARY ATTRACTION. J Dent Res. 1965 Mar-Apr; 44: 408-415.

[093] 乳酸について真剣に考える（JSEPTIC 特定非営利活動法人 日本集中治療教育研究会：https://www. jseptic.com/journal/113.pdf）

[094] Lactic acid in tumor invasion. Clin Chim Acta. 2021 Nov; 522: 61-69.

[095] Lactate inhibits osteogenic differentiation of human periodontal ligament stem cells via autophagy through the MCT1-mTOR signaling pathway. Bone. 2022 Sep; 162: 116444.

## ［補講 2 回目］ ミトコンドリアは酸素が命

[096] 活性酸素、過酸化脂質、フリーラジカルの生成と消去機構 薬学雑誌 2002; 122(3): 203-218.

[097] 5. 鉄過剰症と骨障害 日本内科学会雑誌 2010; 99(6): 1261-1266.

[098] Phospholipase A2, reactive oxygen species, and lipid peroxidation in cerebral ischemia. Free Radic Biol Med. 2006 Feb 1; 40(3): 376-387.

[099] Hydroxyl radical activity in thermo-catalytically bleached root-filled teeth. Endod Dent Traumatol. 1997 Jun; 13(3): 119-125.

[100] 「過酸化脂質と生体」内山充、松尾光芳、嵯峨井勝編（学会出版センター）

[101] 活性酸素と抗酸化物質の化学 日医大医会誌 2013; 9(3): 164-169.

[102] 代謝プログラムによる幹細胞の機能の制御（ライフサイエンス 領域融合レビュー：https://leading. lifesciencedb.jp/2-e012）

[103] 脂質メディエーターとしての酸化遊離脂肪酸 生化学 2011; 83(6): 545-554.

[104] Protective Effects of Zinc on 2.45 GHz Electromagnetic Radiation-Induced Oxidative Stress and Apoptosis in HEK293 Cells. Biol Trace Elem Res. 2020 Apr; 194(2): 368-378.

[105] Protective Effects of Vitamin E Consumption against 3MT Electromagnetic Field Effects on Oxidative Parameters in Substantia Nigra in Rats. Basic Clin Neurosci. 2016 Oct; 7(4): 315-322.

[補講 3 回目] "乳酸" がさらなる乳酸の蓄積を呼ぶ、細胞のしくみ

[106] Three-dimensional Imaging Reveals New Compartments and Structural Adaptations in Odontoblasts. M. Khatibi Shahidi、J. Krivanek、N. Kaukua、P. Ernfors、L. Hladik、V. Kostal、S. Masich、A. Hampl、V. Chubanov、T. Gudermann、R.A. Romanov、T. Harkany、I. Adameyko、K. Fried（Sage Journals：https://doi.org/10.1177/0022034515580796）

[107] 「ガンは安心させてあげなさい」崎谷博征著（鉱脈社）

[108] Glycolysis Reprogramming in Idiopathic Pulmonary Fibrosis: Unveiling the Mystery of Lactate in the Lung. Int J Mol Sci. 2023 Dec 25; 25(1): 315.

[109] Persistent hypoxia promotes myofibroblast differentiation via GPR-81 and differential regulation of LDH isoenzymes in normal and idiopathic pulmonary fibrosis. Physiol Rep. 2023 Sep; 11(17): e15759. fibroblasts.

[110] Hypoxia enhances the angiogenic potential of human dental pulp cells.　J Endod. 2010 Oct; 36(10): 1633-1637.

[111] 低酸素ストレスと HIF　生化学 2013; 85(3): 187-195.

[112] Hypoxia-inducible factor-1 (HIF-1). Mol Pharmacol. 2006 Nov; 70(5): 1469-80.

[113] Hypoxia-inducible factor 1 is a basic-helix-loop-helix-PAS heterodimer regulated by cellular O2 tension. Proc Natl Acad Sci USA. 1995 Jun 6; 92(12): 5510-5514.

[114] Cigarette smoke causes a bioenergetic crisis in RPE cells involving the downregulation of HIF-1α under normoxia. Cell Death Discov. 2023 Oct 25; 9(1): 398.

[115] Hypoxia enhances the angiogenic potential of human dental pulp cells. J Endod. 2010 Oct; 36(10): 1633-1637.

[116] 代謝プログラムによる幹細胞の機能の制御（ライフサイエンス 領域融合レビュー：https://leading.lifesciencedb.jp/2-e012）

[117] Glycometabolic reprogramming associated with the initiation of human dental pulp stem cell differentiation. Cell Biol Int. 2016 Mar; 40(3): 308-317.

[118] The hypoxia-dependent angiogenic process in dental pulp. J Oral Biosci. 2022 Dec; 64(4): 381-391.

[119] Hypoxia Alters the Proteome Profile and Enhances the Angiogenic Potential of Dental Pulp Stem Cell-Derived Exosomes. Biomolecules. 2022 Apr 14; 12(4): 575.

[120] Role of HIF-1alpha in hypoxia-mediated apoptosis, cell proliferation and tumour angiogenesis. Nature. 1998 Jul 30; 394(6692): 485-490.

[121] HIF-1α Stabilization Boosts Pulp Regeneration by Modulating Cell Metabolism. J Dent Res. 2022 Sep; 101(10): 1214-1226.

[122] Hypoxia-inducible factor 1α induces osteo/odontoblast differentiation of human dental pulp stem cells via Wnt/β-catenin transcriptional cofactor BCL9. Sci Rep. 2022 Jan 13; 12(1): 682.

[123] Deferoxamine enhances the migration of dental pulp cells via hypoxia-inducible factor 1α. Am J Transl Res. 2021 May 15; 13(5): 4780-4787.

[124] The monocarboxylate transporter family--Structure and functional characterization. IUBMB Life. 2012 Jan; 64(1): 1-9.

[125] Metabolic markers in relation to hypoxia; staining patterns and colocalization of pimonidazole, HIF-1α, CAIX, LDH-5, GLUT-1, MCT1 and MCT4. BMC Cancer. 2011 May 12; 11: 167.

[4 時限目] むし歯の真犯人は誰か？

[126] 「Ninth Edition Cohen's Pathways of the Pulp」Kenneth M. Hargreaves、Stephen Cohen（Mosby）

[127] 「Dentinal Fluid Transport」Ralph Steinman、John Leonora（LOMA LINDA UNIVERSITY SCOOL OF DENTISTRY RESTORATIVE DEPARTMENT）

[128] Acid Profiles and pH of Carious Dentin in Active and Arrested Lesions. J Dent Res. 1994 Dec; 73(12): 1853-1857.

[129] 乳酸とコラゲナーゼを併用した人工齲蝕象牙質の作製　日本歯科保存学雑誌 1999; 42(1): 144-157.

[130] The dental management of troublesome twos: renal tubular acidosis and rampant caries. BMJ Journals BMJ Case Reports. 2013 May 10; 2013: bcr2013009224.

[131] 尿細管障害とミネラル骨代謝　日腎会誌 2007; 49(4): 422-426.

[132] Oxidative phosphorylation in bone cells. Bone Rep. 2023 May 23; 18: 101688.

[133] 異種イオン含有ハイドロキシアパタイトの合成と表面層の制御　J. Jpn. Soc. Powder Powder Metallurgy, 70(2023): 234-241

[134] Mandibular osteotomy-induced hypoxia enhances osteoclast activation and acid secretion by increasing glycolysis. J Cell Physiol. 2019 Jul; 234(7): 11165-11175.

[135] Effects of Extracellular pH on Dental Pulp Cells In Vitro. J Endod. 2016 May; 42(5): 735-41.

参考文献

# 参考文献

[136] Oxidative stress impairs the calcification ability of human dental pulp cells. BMC Oral Health. 2022 Oct 3; 22(1): 437.

[137] Effect of hydrogen-peroxide-mediated oxidative stress on human dental pulp cells. J Dent. 2015 Jun; 43(6): 750-756.

[138] The activation and function of host matrix metalloproteinases in dentin matrix breakdown in caries lesions. J Dent Res. 1998 Aug; 77(8): 1622-9.

[139] DENTINE CARIES: ACID-TOLERANT MICROORGANISMS AND ASPECTS ON COLLAGEN DEGRADATION. Swed Dent J Suppl. 2014; (233): 9-94.

[140] The role of matrix metalloproteinases (MMPs) in human caries. J Dent Res. 2006 Jan; 85(1): 22-32.

[141] The role of matrix metalloproteinases in the oral environment. Acta Odontol Scand. 2007 Feb; 65(1): 1-13.

[142] Presence of host and bacterial-derived collagenolytic proteases in carious dentin: a systematic review of ex vivo studies. DOI: 10.3389/fcimb.2023.1278754.

[143] Collagen degradation in endodontically treated teeth after clinical function. J Dent Res. 2004 May; 83(5): 414-419.

[144] Collagenase in Sjögren's syndrome. Ann Rheum Dis. 1994 Dec; 53(12): 836-839.

[145] Role of dentin MMPs in caries progression and bond stability. J Dent Res. 2015 Feb; 94(2): 241-251.

[146] Immunohistochemical identification of MMP-2 and MMP-9 in human dentin: correlative FEI-SEM/TEM analysis. J Biomed Mater Res A. 2009 Mar 1; 88(3): 697-703.

[147] Immunohistochemical and biochemical assay of MMP-3 in human dentine. J Dent. 2011 Mar; 39(3): 231-237.

[148] Co-distribution of cysteine cathepsins and matrix metalloproteases in human dentin. Arch Oral Biol. 2017 Feb; 74: 101-107.

[149] Cysteine cathepsins in human carious dentin. J Dent Res. 2011 Apr; 90(4): 506-11.

[150] The activity, distribution, and colocalization of cathepsin K and matrix metalloproteases in intact and eroded dentin. Clin Oral Investig. 2023 Dec 20; 28(1): 1.

[151] 骨吸収における破骨細胞内のカテプシンの役割について　電子顕微鏡 1995; 30(2): 138-146.

[152] Zymographic analysis and characterization of MMP-2 and -9 forms in human sound dentin. J Dent Res. 2007 May; 86(5): 436-440.

[153] 代謝性アシドーシス（MSDマニュアル プロフェッショナル版 /10. 内分泌疾患と代謝性疾患 / 酸塩基の調節と障害 / 代謝性アシドーシス：https://www.msdmanuals.com/ja-jp/%E3%83%97%E3%83%AD%E3%83%95%E3%82%A7%E3%83%83%E3%82%B7%E3%83%A7%E3%83%8A%E3%83%AB/10-%E5%86%85%E5%88%86%E6%B3%8C%E7%96%BE%E6%82%A3%E3%81%A8%E4%BB%A3%E8%AC%9D%E6%80%A7%E7%96%BE%E6%82%A3/%E9%85%B8%E5%A1%A9%E5%9F%BA%E3%81%AE%E8%AA%BF%E7%AF%80%E3%81%A8%E9%9A%9C%E5%AE%B3/%E4%BB%A3%E8%AC%9D%E6%80%A7%E3%82%A2%E3%82%B7%E3%83%89%E3%83%BC%E3%82%B7%E3%82%B9)

[154] 各種コラーゲン強化法の象牙質齲蝕の進行に及ぼす影響について　小児歯科学雑誌 1997; 35(2): 248.

[155] Effects of mutans streptococci, Actinomyces species and Porphyromonas gingivalis on collagen degradation. Zhonghua Yi Xue Za Zhi (Taipei). 1999 Nov; 62(11): 764-774.

[156] A Tissue-Dependent Hypothesis of Dental Caries. Caries Res. 2013; 47(6): 591-600.

[157] Expression of miR-146a in saliva of chronic periodontitis patients and its influence on gingival crevicular inflammation and MMP-8/TIMP-1 levels. Shanghai Kou Qiang Yi Xue. 2018 Jun; 27(3): 309-312.

[158] Presence of host and bacterial-derived collagenolytic proteases in carious dentin: a systematic review of ex vivo studies. Front Cell Infect Microbiol. 2023 Oct 31; 13: 1278754.

[159] Aberrant NF-κB activation in odontoblasts orchestrates inflammatory matrix degradation and mineral resorption. Int J Oral Sci. 2022 Jan 26; 14(1): 6.

[160] 血管新生における MMP の役割　医学のあゆみ 2007; 223(13): 1007-1014.

[161] Role of matrix metalloproteinases in dental caries, pulp and periapical inflammation: An overview. J Dent Res. 1971 Nov-Dec; 50(6): 1536-1543.

[162] Role of host-derived proteinases in dentine caries and erosion. Caries Res. 2015; 49(Suppl 1): 30-37.

[163] ヒト象牙質中に存在するリン蛋白分解酵素に関する研究　歯科基礎医学会雑誌 1991 33(1): 61-69.

[164] Matrix metalloproteinases and other matrix proteinases in relation to cariology: the era of 'dentin degradomics'. Caries Res. 2015; 49(3): 193-208.

[165] Dentin matrix degradation by host matrix metalloproteinases: inhibition and clinical perspectives toward regeneration. Front Physiol. 2013; 4: 308.

[166] The activation and function of host matrix metalloproteinases in dentin matrix breakdown in caries lesions. J Dent Res. 1998 Aug; 77(8): 1622-1629.

[167] Streptococcus mutans Proteases Degrade Dentinal Collagen. Dent J (Basel). 2022 Dec; 10(12): 223.

[168] Mitochondrial DNA leakage induces odontoblast inflammation via the cGAS-STING pathway. Cell Commun Signal. 2021 May 20; 19(1): 58.

[169] Drug-induced mitochondrial dysfunction and cardiotoxicity. Am J Physiol Heart Circ Physiol. 2015 Nov; 309(9): H1453-1467.

[170] 低酸素ストレスと HIF　生化学 2013; 85(3): 187-195.

[171] HIF-1 signaling: an emerging mechanism for mitochondrial dynamics. J Physiol Biochem. 2023 Aug; 79(3): 489-500.

[172] Brown adipose tissue mitochondria oxidizing fatty acids generate high levels of reactive oxygen species irrespective of the uncoupling protein-1 activity state. Biochim Biophys Acta. 2012 Mar; 1817(3): 410-418.

### ［5時限目］むし歯は、こうしてできていく

[173] Remarkable resilience of teeth. Proc Natl Acad Sci U S A. 2009 May 5; 106(18): 7289-7293.

[174] The dentin-enamel junction—a natural, multilevel interface. J the European Ceramic Society 2003; 23) (15): 2897-2904"

[175] エナメル叢の走査電子顕微鏡による観察　歯基礎誌 1978; 20: 832-843.

[176] 歯頸部エナメル質の微細構造に関する観察　口病誌 1978; 45(1): 100-137.

[177] Enamel craze lines. Northwest Dent. 2014 Jul-Aug;93(4):31-4.

[178] Dentinogenesis. In: Oral Histology. (edited by TenCate, A.R.) 4th, Mosby, St. Louis, 1994.

[179] 小窩裂溝エナメル質の齲蝕抵抗性に関する形態学的研究　Jpn. J. Oral Biol., 1983; 25: 481-502.

[180] Identification of a protein-containing enamel matrix layer which bridges with the dentine_enamel junction of adult human teeth. Arch Oral Biol. 2012 Dec; 57(12): 1585-1594.

[181] Type VII collagen is enriched in the enamel organic matrix associated with the dentin-enamel junction of mature human teeth. Bone. 2014 Jun; 63: 29-35.

[182] A literature review of dental erosion in children. Aust Dent J. 2010 Dec; 55(4): 358-367.

[183] UVA-activated riboflavin promotes collagen crosslinking to prevent root caries. Sci Rep. 2019 Feb 4; 9(1): 1252.

[184] The collagenolytic activity in the mixed saliva, gingival fluid and gingival tissues of patients with periodontal inflammation. Stomatologiia (Mosk). 1991 Nov-Dec; (6): 15-17.

[185] Collagenolytic activity of crevicular fluid and of adjacent gingival tissue. J Dent Res. 1979 Nov; 58(11): 2132-6.

[186] Nanomechanical and Nonlinear Optical Properties of Glycated Dental Collagen. J Dent Res. 2022 Nov; 101(12): 1510-1516.

[187] 唾液と口腔内 pH- 緩衝能の正しい理解　J Health Care Dent. 2010; 12: 25-31.

[188] High-Fat Diet Affects Ceramide Content, Disturbs Mitochondrial Redox Balance, and Induces Apoptosis in the Submandibular Glands of Mice. Biomolecules. 2019 Dec 15; 9(12): 877.

[189] The Impact of High-Fat Diet on Mitochondrial Function, Free Radical Production, and Nitrosative Stress in the Salivary Glands of Wistar Rats. Oxid Med Cell Longev. 2019 Jul 4; 2019: 2606120.

[190] Dead Tracts in Dentine. Proc R Soc Med. 1928 Dec; 22(2); 227-236.

[191] Antimicrobial components of vaginal fluid. Am J Obstet Gynecol. 2002 Sep; 187(3): 561-568.

[192] 「古病理学辞典」藤田尚編（同成社）

### ［6時限目］象牙芽細胞を "虫" に変えるのは何なのか？

[193] TIMP-1 Protects Tight Junctions of Brain Endothelial Cells From MMP-Mediated Degradation. Pharm Res. 2023 Sep; 40(9): 2121-2131.

[194] The effect of kaempferol on the dentin bonding stability through matrix metalloproteinases inhibition and collagen crosslink in dentin biomodification. J Dent Sci. 2023 Jul; 18(3): 1023-1030.

[195] Dual-functional etchants that simultaneously demineralize and stabilize dentin render collagen resistant to degradation for resin bonding. Dent Mater. 2023 Nov; 39(11): 1004-1012.

[196] Clinical Assessment of Moringa oleifera as a Natural Crosslinker for Enhanced Dentin Bond Durability: A Randomized Controlled Trial. Cureus. 2023 Oct 1; 15(10): e46304.

[197] がん細胞の代謝と栄養　日本静脈経腸栄養学会雑誌 2015; 30(4): 907-910.

[198] The Randle cycle revisited: a new head for an old hat. Am J Physiol Endocrinol Metab. 2009 Sep; 297(3): E578-91.

# 参考文献

[199] Metabolic interactions between glucose and fatty acids in humans. Am J Clin Nutr. 1998 Mar; 67(3 Suppl): 519S-526S.
[200] Oestrogen receptor $\beta$ (ER$\beta$) regulates osteogenic differentiation of human dental pulp cells. J Steroid Biochem Mol Biol. 2017 Nov; 174: 296-302.
[201] Estrogen receptors in human pulp tissue. Oral Surg Oral Med Oral Pathol Oral Radiol Endod. 2003 Mar; 95(3): 340-344.
[202] Localization of estrogen-receptor-related antigen in human odontoblasts. J Dent Res. 1998 Jun; 77(6): 1384-1387.
[203] THE EFFECT OF ESTROGEN ON MATRIX FORMATION BY TRANSPLANTED ODONTOBLASTS. Am J Pathol. 1965 Jun; 46(6): 1015-1025.
[204] Coupling of angiogenesis and odontogenesis orchestrates tooth mineralization in mice. J Exp Med. 2022 Apr 4; 219(4): e20211789.
[205] The SARS-CoV-2 spike protein binds and modulates estrogen receptors. J-GLOBAL ID： 202202205045863617.
[206] The SARS-CoV-2 spike protein binds and modulates estrogen receptors. Sci Adv. 2022 Dec 2; 8(48): eadd4150.
[207] SARS-CoV-2 Spike Protein Impairs Endothelial Function via Downregulation of ACE 2. Circ Res. 2021 Apr 30; 128(9): 1323-1326.
[208] Understanding Angiotensin II Type 1 Receptor Signaling in Vascular Pathophysiology. Hypertension. 2018 May; 71(5): 804-810.
[209] COVID-19 関連凝固異常　臨床血液 2021; 62(8): 1236-1246.
[210] The pivotal link between ACE2 deficiency and SARS-CoV-2 infection. Eur J Intern Med. 2020 Jun; 76: 14-20.
[211] INDICATORS OF DENTAL HEALTH AND LOCAL IMMUNITY IN YOUNG ADULTS WHO HAVE SUFFERED FROM CORONAVIRUS INFECTION. Wiad Lek. 2023; 76(6): 1443-1449.
[212] Increased Age-Adjusted Cancer Mortality After the Third mRNA-Lipid Nanoparticle Vaccine Dose During the COVID-19 Pandemic in Japan. Cureus. 2024 Apr 8; 16(4): e57860.
[213] Persistent varicella zoster virus infection following mRNA COVID-19 vaccination was associated with the presence of encoded spike protein in the lesion. Journal of Cutaneous Immunology and Allergy 6(19)：DOI: 10.1002/cia2.12278.
[214] A case of persistent, confluent maculopapular erythema following a COVID-19 mRNA vaccination is possibly associated with the intralesional spike protein expressed by vascular endothelial cells and eccrine glands in the deep dermis. 2023 May 08；（Wiley Online Library：https://doi.org/10.1111/1346-8138.16816）
[215] ヒト全唾液中のコラゲナーゼ　日本歯周病学会会誌 1984; 26(4): 637-649.
[216] Survival of fixed prosthetic restorations on vital and nonvital teeth: A systematic review. J Prosthodont. 2024 Feb; 33(2): 110-122.

## ［補講 4 回目］糖質制限でなぜ細胞は低酸素になるのか？

[217] 「奇跡のハチミツ自然療法」﨑谷博征著（ホリスティックライブラリー出版）
[218] The magnitude of the Bohr effect profoundly influences the shape and position of the blood oxygen equilibrium curve. Comp Biochem Physiol A Mol Integr Physiol. 2021 Apr:254:110880.
[219] 「標準生理学 第 9 版」本間研一監修（医学書院）
[220] 「忙しい人のための代謝学～ミトコンドリアがわかれば代謝がわかる」田中文彦著（羊土社）

## ［LHR（ロングホームルーム）］蜂蜜療法による症例紹介

[221] Disordered mineral metabolism produced by ketogenic diet therapy. Calcif Tissue Int. 1979 Aug 24; 28(1): 17-22.
[222] 成人と幼児における術前経口炭水化物負荷による術中糖脂質代謝の検討　神奈川歯学 2020; 55(2): 93-105.
[223] 「小児科診療ガイドライン 第 4 版」五十嵐隆編（総合医学社）
[224] Effect of chronic corticosteroid administration on diaphyseal and metaphyseal bone mass. J Clin Endocrinol Metab. 1974 Aug; 39(2): 274-82.
[225] 歯根部透明層の観察と実験的研究第 3 報 歯根部透明層の組織学的観察について　日本口腔科学会雑誌 1959; 8(4): 474-481.
[226] 高脂肪環境下に LPS 刺激が加わった際の歯髄細胞の反応　歯科学報 116(5): 386-386.

[227] LPS induces hypoxia-inducible factor 1 activation in macrophage-differentiated cells in a reactive oxygen species-dependent manner. Antioxid Redox Signal. 2008 May; 10(5): 983-995.

[228] The role of dentists in diagnosing osteogenesis imperfecta in patients with dentinogenesis imperfecta. J Am Dent Assoc. 2008 Jul; 139(7): 906-914.

[229] Hyperfibers and vesicles in dentin matrix in dentinogenesis imperfecta (DI) associated with osteogenesis imperfecta (OI). J Oral Pathol Med. 1994 Oct; 23(9): 389-393.

[230] Assessment of dysplastic dentin in osteogenesis imperfecta and dentinogenesis imperfecta. Acta Odontol Scand. 2003 Apr; 61(2): 72-80.

[231] Re-oxygenation improves hypoxia-induced pulp cell arrest. J Dent Res. 2006 Sep; 85(9): 824-828.

[232] Nitric Oxide Stimulates Acute Pancreatitis Pain via Activating the NF-κB Signaling Pathway and Inhibiting the Kappa Opioid Receptor. Oxid Med Cell Longev. 2020 May 7: 2020: 9230958.

[233] The expression of inducible nitric oxide synthase in the gingiva of rats with periodontitis and diabetes mellitus. Arch Oral Biol. 2020 Oct; 112: 104652.

[234] Involvement of nitrosative stress in experimental periodontitis in diabetic rats. J Clin Periodontol. 2012 Apr; 39(4): 342-349.

[235] 根尖性歯周炎における骨破壊のメカニズムとその制御　昭和学士会誌 83(6): 396-402.

[236] Effect of NOS inhibitor on cytokine and COX2 expression in rat pulpitis. J Dent Res. 2005 Aug; 84(8): 762-767.

[237] Effects of dietary fats on the fatty acid composition of enamel and dentinal lipids of rabbit molars. J Dent Res. 1976 Nov-Dec; 55(6): 1061-1066.

[238] 下歯槽神経と血管の切断に起因するマウス下顎切歯歯髄の変性と象牙質形成に及ぼす影響　Jpn. J. Oral Biol., 1985; 37: 378-393.

[239] 発育発達と Scammon の発育曲線　スポーツ健康科学研究 2013; 35: 1-16.

[240] パレオ協会ニュースレター　2023 年 8 月 5 日.

[241] パレオ協会ニュースレター　2024 年 3 月 1 日.

[242] 「プーファフリーであなたはよみがえる」崎谷博征著（鉱脈社）

[243] 「はちみつの教科書」有馬ようこ著（ホリスティックライブラリー出版）

[244] The importance of lipid-derived malondialdehyde in diabetes mellitus. Diabetologia. 2000 May; 43(5): 550-557.

[245] Oxidative modification of collagen by malondialdehyde in porcine skin. Arch Biochem Biophys. 2024 Feb; 752: 109850.

[246] High-Fat Diet Affects Ceramide Content, Disturbs Mitochondrial Redox Balance, and Induces Apoptosis in the Submandibular Glands of Mice. Biomolecules. 2019 Dec 15; 9(12): 877.

[247] Contribution of acidic extracellular microenvironment of cancer-colonized bone to bone pain. Biochim Biophys Acta. 2015 Oct; 1848(10 Pt B): 2677-84.

参考文献

[イラスト]　ホリスティックライブラリー編集室
[装　丁]　ホリスティックライブラリーデザイン室

## 世界一やさしい　むし歯の教科書

2024 年 10 月 11 日　初版第 1 刷発行

著　　者　　**松尾晋吾**

発 行 人　　須賀敦子
編 集 人　　福田清峰

発　　行　　**ホリスティックライブラリー出版**
　　　　　　https://hl-book.co.jp/
　　　　　　〒 810-0041
　　　　　　福岡県福岡市中央区大名 1-2-11 プロテクトスリービル 3F
　　　　　　TEL：092-762-5335（代表）　FAX：092-791-5008

発　　売　　**サンクチュアリ出版**
　　　　　　https://www.sanctuarybooks.jp/
　　　　　　〒 113-0023
　　　　　　東京都文京区向丘 2-14-9
　　　　　　TEL：03-5834-2507　　　　FAX：03-5834-2508

印刷・製本　　シナノ印刷株式会社

定価はカバーに表示してあります。
落丁・乱丁は発行元編集部までお送りください。
送料発行元負担にてお取り替えいたします。
本書の全部または一部について（本文、図表、イラストなど）を発行元ならびに著作権
者に許可なく無断で転載・複製（翻訳、複写、データーベースへの入力、スキャン、デジ
タル化、インターネットでの掲載）することは禁じられています（但し、著作権法上の例
外を除く）。

ISBN978-4-8014-8204-3　ⒸSHINGO MATSUO 2024, Printed in Japan